JN033708

常識がくつがえる

若返り革命

了徳寺健二［著］

順天堂大学医学部名誉教授
奥村 康［監修］

アスコム

はじめに

「老眼が治る、白内障が治る」と言っても、誰にも信じてもらえません。

「本当だったら、すごいね」と皆さん異口同音に答えます。

それはそうですよね。人類史上、誰も考えなかった、また、考えつかなかったことを実現したと言っても信じてもらえないのは当然だと思います。

そもそも老眼や白内障は、現代医学的に人類すべてが到達する老化現象であり、退行性病変です。老眼は老眼鏡をかける、白内障は水晶体を人工レンズに交換する置換術が発展して隆盛となり、誰しもが白内障になったら手術で治すという方程式が成り立っているといえます。しかしながら、10年以上ひたすらに筆者が研究に没頭してきた「ストレスフリー療法」の到達点は、老眼・白内障を治せる医療技術だったのです。

しかも、「これが単なる治療法の発見」にとどまらないことがわかってきました。

老眼や白内障が治るということは、「若返り」が起きたということなのです。

この医療技術が確かなものと確信できたとき、真っ先に思い浮かんだのは、「飛躍的に発展した現代医学でさえも、その進行を止めることはおろか、根治療法がないとされるパーキンソン病をも治せるのではないか」という思いでした。

逆説的にいえば、難病パーキンソン病が好転し治せたら、ほとんどの現代人の病気は治せるだろうという、希望の光が射し込んだのです。

後述しますように、このパーキンソン病が著しく好転し、ひたすら治癒に向かっています。私たちは、白内障や老眼、また、パーキンソン病などの治験を、科学的なデータを収集して欧米の科学ジャーナルに投稿することにしました。

日本発の日本が誇れる医療技術として発信し、商標登録や特許取得も果たされています。そして、症例を重ねるたびに、「ストレスフリー療法」による若返り術は確信に満ちてきました。私たちは、これらの技術を総称して「ストレスフリー若返り療法」としました。「ストレスフリー療法」とは、筆者が開発した直径1・5ミリメートルの「金」と「アルミ」からなる小さな導子を人類未知の体表点に、やけどしない48℃未満の心地良い温熱を、30分から60分、間欠的に与える治療法です。

ストレスホルモンである血中のコルチゾールが有意に低減し、わずか1分で、脳や顔面に加えて、全身の血流が2～4倍に増幅するとともに、加齢により低減した成長ホルモンの分泌亢進を果たしながら、目の水晶体の代謝を改善したり、顔の若返りは当然のこととして、全身の若返りが果たされたりする画期的な治療法です。

次ページ上のグラフをご覧ください。これは加齢とともに免疫細胞が減少することを示したグラフです。

このグラフに年齢別成長ホルモンの分泌低下率を対比させると2つが、高位に相関関係があることがわかります。

つまり成長ホルモンの低下は、人類の免疫力が低下することを示唆しています。

他方、次ページ下のグラフでは成長ホルモンの低下率と2017年度に公表された日本人男性のガンの不罹患率（ガンにかかっていない人の割合）も高位に相関関係が示唆されています。

これも成長ホルモンの分泌低下が人類の免疫低下につながることを、如実に示していると見られます。

私たち人類は、加齢とともに成長ホルモンが低下することを当然のこととして受け

70代の免疫細胞の数は20歳を100とした場合、10分の1まで低下する

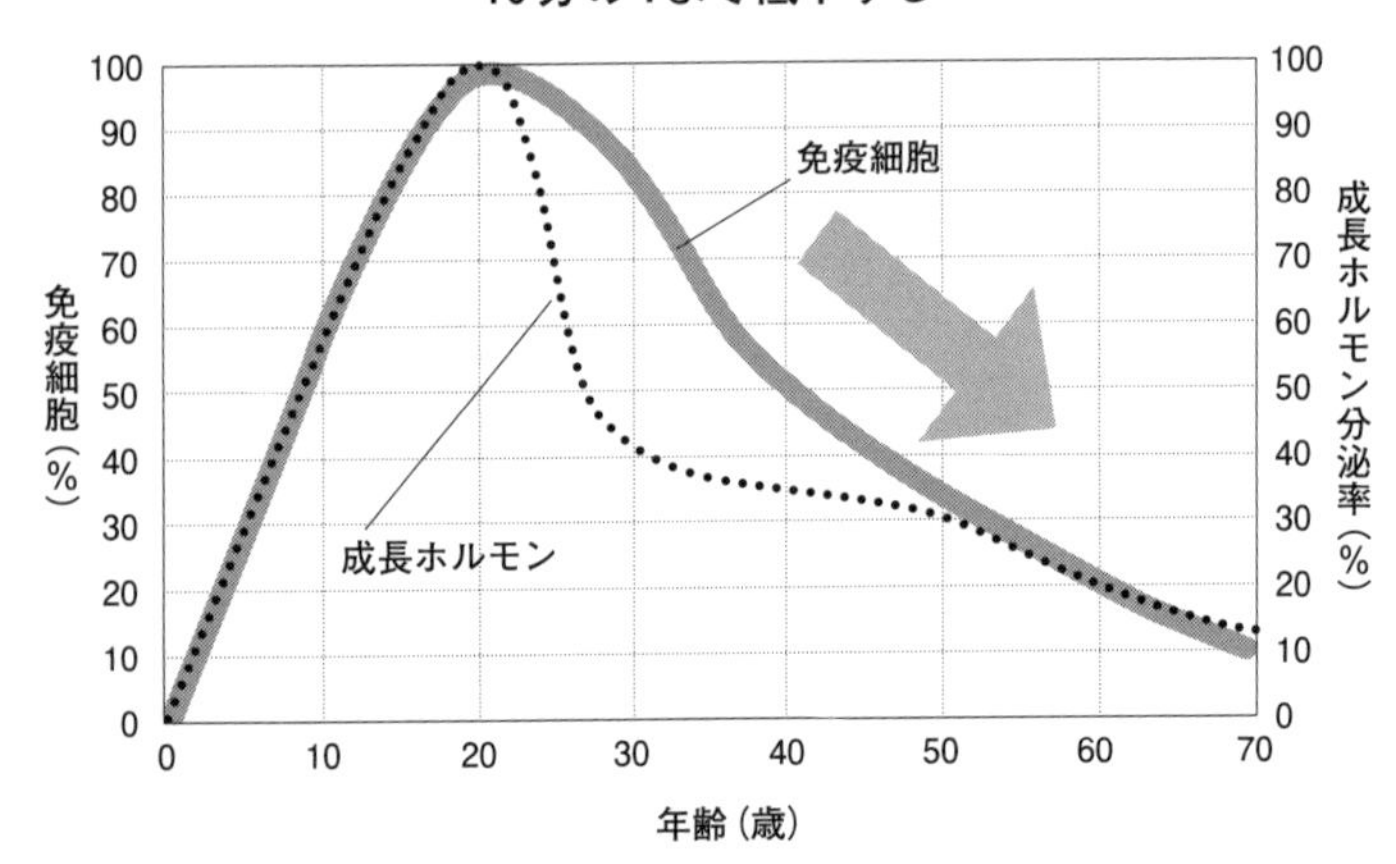

免疫細胞数の低下率が成長ホルモン分泌率（20歳を100として算出）と同じようなカーブを描いています。

※東京化学同人「現代化学」多田富雄・奥村康より免疫細胞数の変化を引用し改変し、著者作成

男性における全がん年齢別不罹患率（2017年）

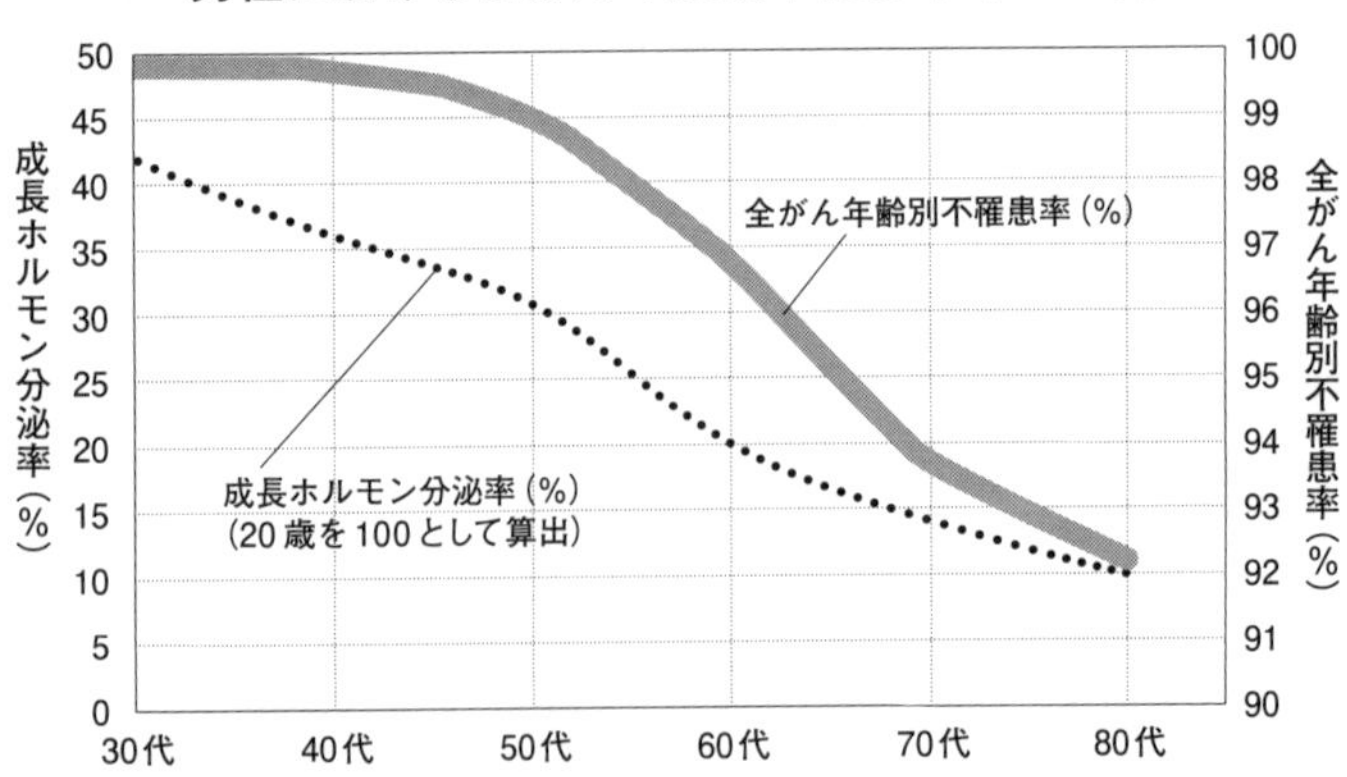

がんの不罹患率（かからない割合）も成長ホルモン分泌率（20歳を100として算出）と同じようなカーブを描いています。

※国立がんセンター　年齢階級別罹患率（全がん2017年）より罹患率を引用し算出し、著者作成

入れてきました。

しかしながら、前述したように筆者は加齢とともに減り続ける成長ホルモンを分泌亢進する技術を世界で初めて確立しました。

それは、同時に頭部を含む全身の血流が2〜4倍増幅する技術でもあります。

その結果、後述しますように若返りホルモンの分泌亢進とともに、私たちの身体が若返ることを世界で初めて発見したのです。

私たちは、日本国内だけでなく、世界中にこの技術を普及させ、人々の古（いにしえ）からの願いである不老長寿を超えて「若返り革命」を起こし、あまねく平和で健やかな世界の実現を願っています。

常識がくつがえる　若返り革命◉目次

第1章　若返り革命はこうして起きる

第2章 人体からストレスをとると何が起きるのか

第3章 現代医学の盲点をつく成長ホルモン

第4章 若返り革命

第5章 「ストレスフリー若返り療法」難病への挑戦

第6章 長年の悩みが消えた

第1章

若返り革命はこうして起きる

1

若返るために人体からストレスをとる

筆者が開発した「ストレスフリー療法」は、独自に開発した金とアルミからなる直径1・5ミリメートルの小さな導子から、筆者が探究した人類未知の体表点を中心に、48℃未満のやけどをしない、いわゆる心地良い温熱を送る治療法です。治療開始からわずか1分で、血中のストレスホルモンであるコルチゾールが低減し、2～4倍の血流増幅が起きます。

医療技術として重要なことは、限りない再現性を有することと、安全無比であることです。

10年以上にわたり、筆者たちが「ストレスフリー療法」を実施した回数は10万回を超えますが、副作用は皆無です。また、コルチゾールが低減し、大幅に血流が増える確率は１００％であり、限りない再現性と安全性を有しています。

　私たち生物にとって、血流は生命活動を維持する上で必須であることは言うまでもなく、加えて、私たちの精妙（せいみょう）で精緻（せいち）な免疫システムも血流によって維持されていると言っても過言ではありません。

　そのような、私たち生物にとって必須である血流を大幅に増やす技術は「ストレスフリー療法」のみであり、その効果は大きく、胃や腸管の機能の正常化、血管の弾性や血管内皮の著しい改善、さらには、血圧の正常化や大幅な血流増が起こります。

　それだけでなく、血中の１～２カ月の平均血糖値の推移状態を示す値で、糖尿病のリスクを判別するための指標となるＨｂＡ１ｃ（ヘモグロビンエーワンシー）の正常化や中性脂肪、コレステロールなどの脂質正常化など幅広い医学的な効果が確認されています。

2

若返りの秘訣
成長ホルモンの分泌亢進

人々の古からの願いである不老長寿が了徳寺大学が長年取り組んできた研究テーマでした。

研究によって成し遂げた人体からストレスをとるという人類未知の現象は、驚くべきものをもたらしました。

治療開始後わずか1分で、私たちの身体で2〜4倍の血流増幅が起きたのです。

100年前から知られた「すべての病気はストレスによって起きる」というストレス病因説に添えば、人体からストレスをとる「ストレスフリー療法」を発明したとき、筆者は、これで人々の古からの願いである「不老長寿」を達成できると小躍りしました。

確かにたくさんの人々の病気の改善や、治療を果たせることがわかってきましたが、後述しますように、難病として知られるパーキンソン病などには無力だったのです。

筆者は、長年その矛盾に苦悩してきました。しかしあるとき、筆者が独自に作った疾病年代別発生率のグラフから、人類が20歳をピークに低下し続ける成長ホルモンの分泌低下線と、病気の不罹患率（病気にかからない割合）が絶妙に符合することに気付いたのです。

そのときから、了徳寺大学の仮説は「人類の老化と病気は、ストレスによる血流低下と成長ホルモンの分泌低下によって起きる」に進化したのです。

それ以来、人体からストレスをとりながら、加齢によって分泌低下し続ける成長ホルモンの分泌を亢進、ないしは正常化するという人類初のテーマへの挑戦が始まったのでした。

「私たちの身辺で起こるさまざまな問題やテーマの解決は、そのテーマが見つかった時点で、半分解決したに等しい」というのが、筆者の経験則からくる持論なのです。

難病と成長ホルモンの関係

年代別変形性膝関節症と白内障の不罹患率と成長ホルモン分泌率

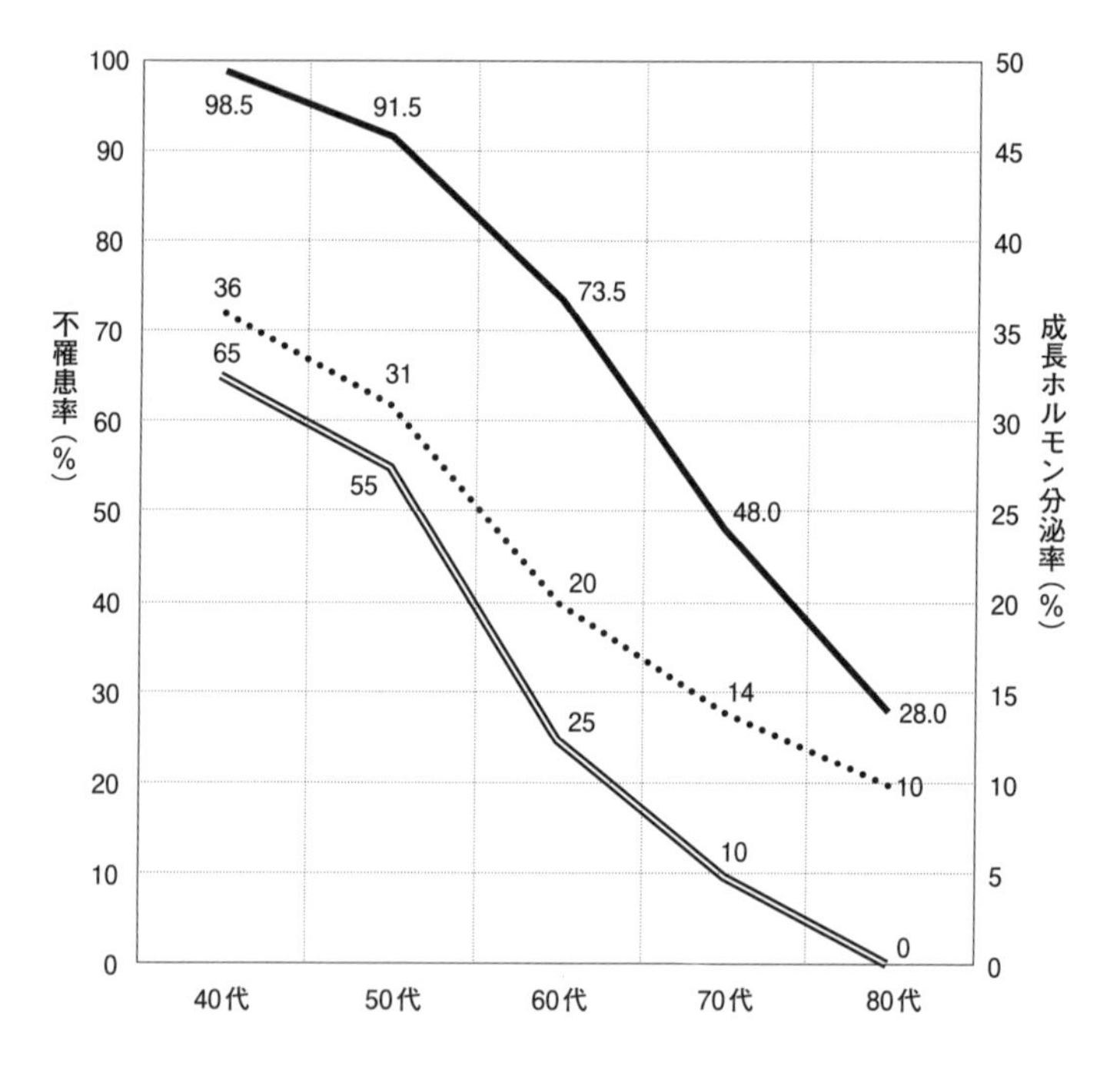

加齢によって成長ホルモンが低下するにつれて、変形性膝関節症や白内障などの難病にかかる確率が高まります。

※筆者作成

これまでも寝ても覚めても、そのテーマにもがき苦しんでいると、天から一条の光が射し込み願いが果たされてきたのです。

私たち人類は、幼年期に成長を促す成長ホルモンが、加齢とともに低減し続けることを、当然のごとく受け入れてきたともいえると思います。

その医学的にも当然とされてきた成長ホルモンの分泌低減を止め、逆に成長ホルモンの分泌亢進を果たす技術を開発することに挑んだのでした。

雲をもつかむような果てしないテーマに、困難を極めながらも筆者は、私たちの顔面の法令線（ほうれいせん）上に、人類未知の体表点を発見し、加齢とともに低減する成長ホルモンが分泌亢進することを見つけ出したのです。

つまり、人類の老化と病気の根源であるストレスをとり、大幅な血流増を図りながら、加齢とともに減じ続ける成長ホルモンを分泌亢進させる方法を世界で初めて発見したのです。

また、成長ホルモンは若返りホルモンの1つとして、昨今、大変注目されているのです。

成長ホルモンは、主に脳下垂体前葉の「GH分泌細胞」という細胞から分泌されます。一般的には、子どもの成長に必要なホルモンとして知られていますが、身体にある物質をエネルギーとして使えるような物質に変えていく働き（代謝という）をする重要なホルモンです。

私たちが生きていくためには、体内でエネルギーを作るシステムが欠かせません。成長ホルモンはその過程で大切な働きをしています。

そのほか、身体を守る免疫を高めるなど、あらゆる場面で重要な働きをしており、大人から子どもまで生きていく上で必要不可欠なホルモンなのです。

このように、人々が生きていく上でなくてはならない成長ホルモンの加齢による分泌低下を止めて、逆に分泌亢進させる反射点が、顔面のどこかにあるのではないか。

また、この技術を確立するには、長年の「ストレスフリー療法」の研究で得られた知見を生かすべきと考えました。

それは、「足裏のツボ　左右F点」、東洋医学で知られる「左足の三里」、これらの3点は固定し、全身の体表点から探し当てるというものでした。

その体表点は成長ホルモンを分泌する脳下垂体前葉を真横から見て、放射線状の顔面のどこかに存在するとみていました。

そのような背景から、脳下垂体前葉から45度くらいの場所に押すと強く響き、長く余韻を残す体表点を見つけたのです。

その体表点は、瞳孔（どうこう）中心から垂線を下ろし、鼻下端と上唇の上端線の中間点を真横に走る線の交点に求められたのです。

これを「N点」としました。

以後、毎日、従来の3点の体表点に新発見のN点を加えて自身への研究がスタートしました。その結果は顕著で、内臓脂肪の減少、明らかな発汗量の増加やシミの消失など、成長ホルモンの分泌亢進を裏付ける変化を認めたのです。

早速、大学職員に協力をお願いし、30代、40代、50代、60代と層別しながら臨床試験がスタートしました。

その結果は、明白でした。

特に、50代以上の成長ホルモンと、成長ホルモンが肝臓に働きかけて産出され、ソ

右のN点の場所

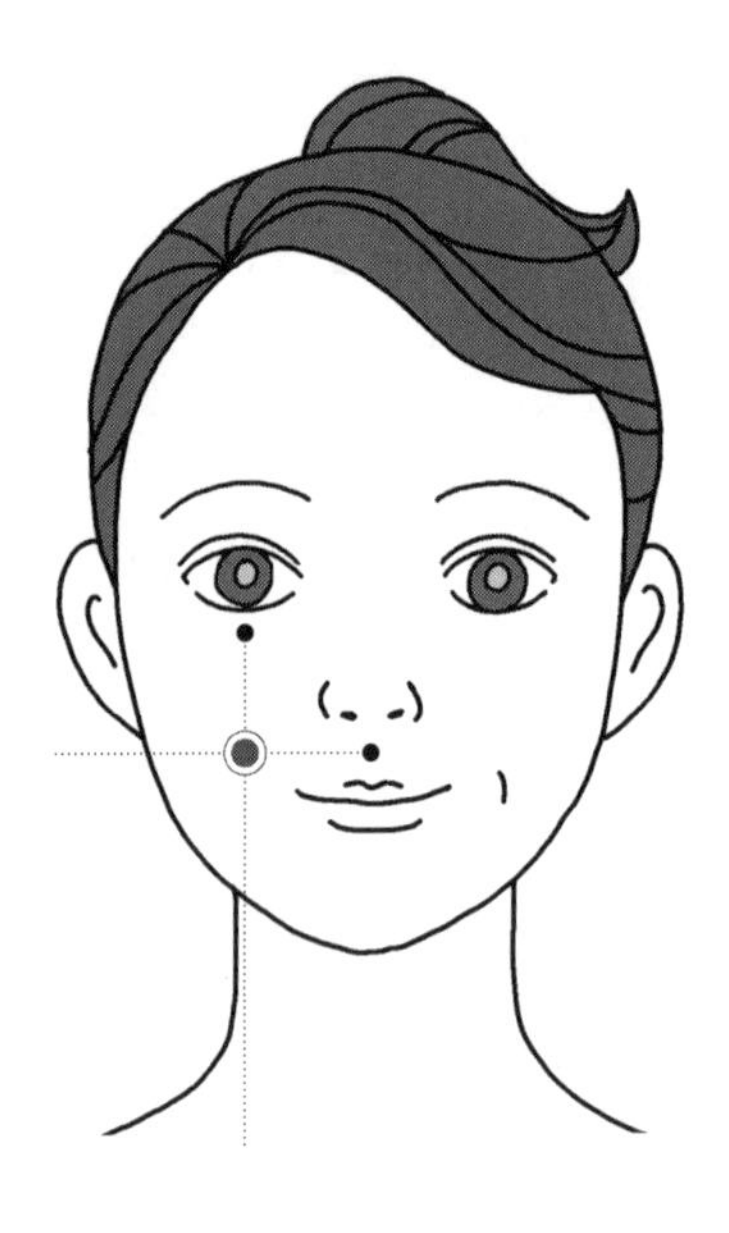

右の瞳孔中心から下に伸ばした線と鼻の下と上唇の間から伸ばした線がぶつかった場所。法令線上の点。

マトメジンCとも呼ばれるＩＧＦ－１の分泌亢進は顕著で、同時に中性脂肪やコレステロールなどが有意に低下しました（24ページ参照）。

こうして、世界初と思われる医学的治療技術による成長ホルモンの分泌亢進が果たされたのです。

3 頭部への大幅な血流増を実現し、白内障が治る

著者は10年くらい前に自宅近くの眼科で両目の白内障の診断を受けて、手術の予約をしていながら「ストレスフリー療法」による自然治癒を目指すことにしました。

幸い軽症であった右目は、「ストレスフリー療法」によって眼底血流が改善し、早々に完全治癒を果たすことができました。

しかしながら、重症の左目は一進一退を繰り返し、昨年秋にはほとんど視力を逸し

臨床試験の主立った結果

治療前後の
コルチゾール分泌量の変化

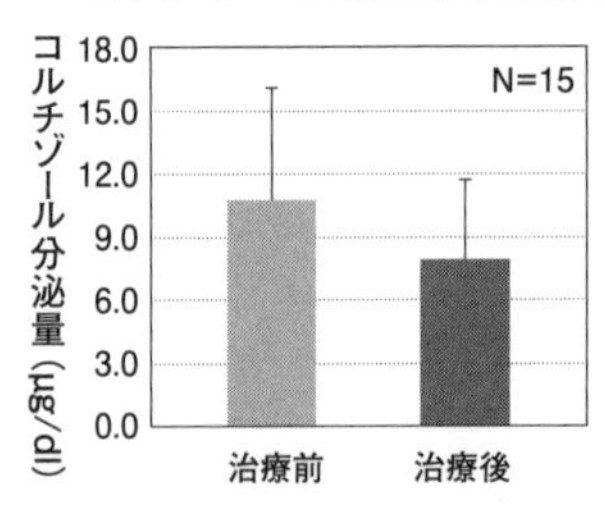

対象：健康な成人男女15名 47歳～69歳
（上の事例は、論文：preliminary Results of Highly Localized Plantar Irradiation with Low Incident Levels of Mid-Infrared Energy which Contributes to the Prevention of Dementia Associated with Underlying Diabetes Mellitus. Laser Therapy.24(1)27-32.2015.）

治療前後の
血流量の変化

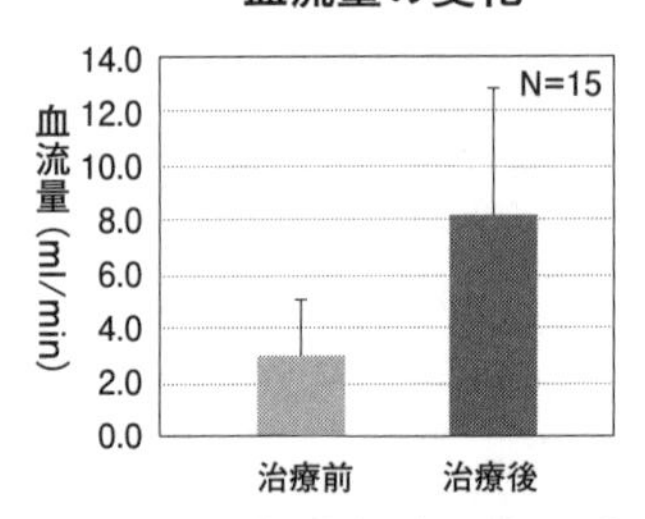

対象：健康な成人男女15名 47歳～69歳
（上の事例は、論文：preliminary Results of Highly Localized Plantar Irradiation with Low Incident Levels of Mid-Infrared Energy which Contributes to the Prevention of Dementia Associated with Underlying Diabetes Mellitus. Laser Therapy.24(1)27-32.2015.）

治療前後の
成長ホルモン分泌量の変化

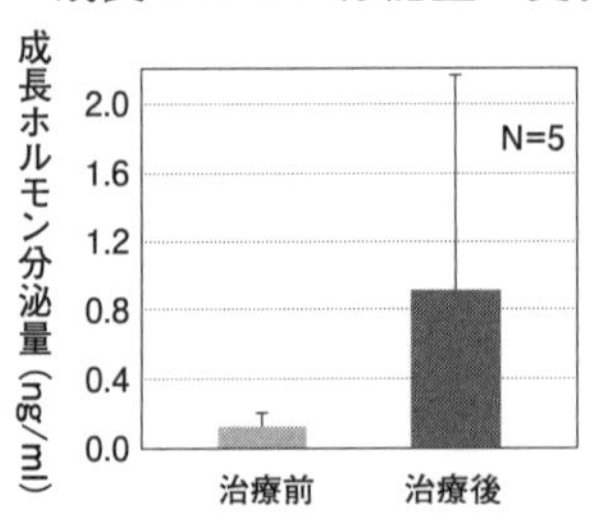

対象：健康な成人男女5名（51歳～56歳）

治療前後の
IGF-1 分泌量の変化

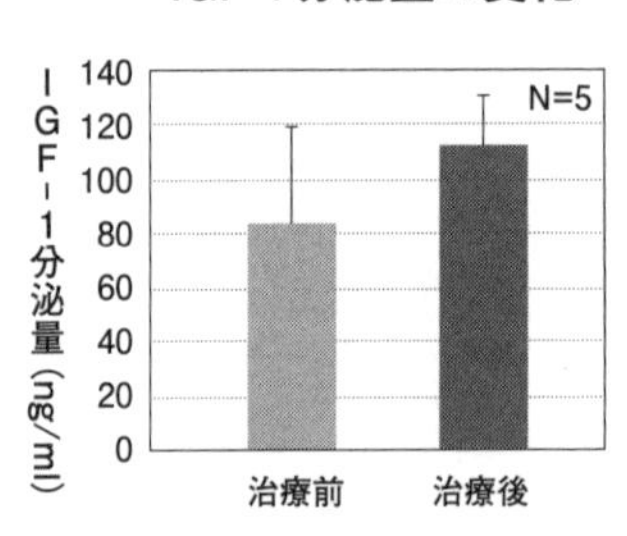

対象：健康な成人男女5名（51歳～56歳）

臨床試験の結果、血流量、IGF-1、成長ホルモンが増加する一方、コルチゾール（血中のストレスホルモン）は減少しました。

てしまったのです。

カメラでいえばレンズにあたる水晶体が、白く濁(にご)ってしまうのが白内障です。

白内障のほとんどは、加齢による「加齢性白内障」とされています。

この原因は、水晶体の水分の量が変化して成分のバランスが崩れることにあり、水晶体に含まれるタンパク質が変性して白濁(はくだく)を起こすためだと考えられています。

水晶体を取り巻く環境は、水晶体の前後を房水(ぼうすい)という液体で満たされ、この房水によって水晶体の代謝が果たされています。

筆者は、この水晶体の代謝を上げれば、変性した水晶体の細胞を正常な細胞に置換できるのではないかという仮説を立てていました。

水晶体は、名前からして硬く無機質な物体のように思われますが、実際には水晶体の中にはたくさんの小川のような豊潤な液体の流れが存在し、事実、人の水晶体は弾性に富み、圧すると粘性の液体が浸出すると、解剖学の権威である相川英三博士から伺ったことがあります。

そのような背景から筆者は、白内障は水晶体の循環障害を中心とした、代謝産物の貯留、グルコースや酸素などの供給不足による水晶体細胞の壊死が、主な原因となっているると仮説を立てたのです。

水晶体の代謝亢進法については、私たちの目を閉じた眼瞼（まぶた）上に体表点が存在するのではないかと考えていました。

まぶたの上にそのような体表点があるなんて、考えた人は誰もいなかったと思いますし、もちろん東洋医学上のツボも存在しません。

図のように、上まぶたのほぼ中心部を指し、この体表点をP点としました。

まぶたが開閉しないようテープで固定し、1・5ミリメートルの「ストレスフリー器」の導子をテープ上に装着して治療がスタートしました。

そうして、人類史上初めてと思われる、重度の白内障からの回帰、つまり「若返り」を目指したのです。

その効果たるや、目を見張るものでした。

驚いたことに、瞳孔の中心部の白い濁りが日に日に小さくなり、見た目にもわかる治療効果が起きていったのです。

「若返り革命」につながる体表点の発見

未知の体表点　P点の位置

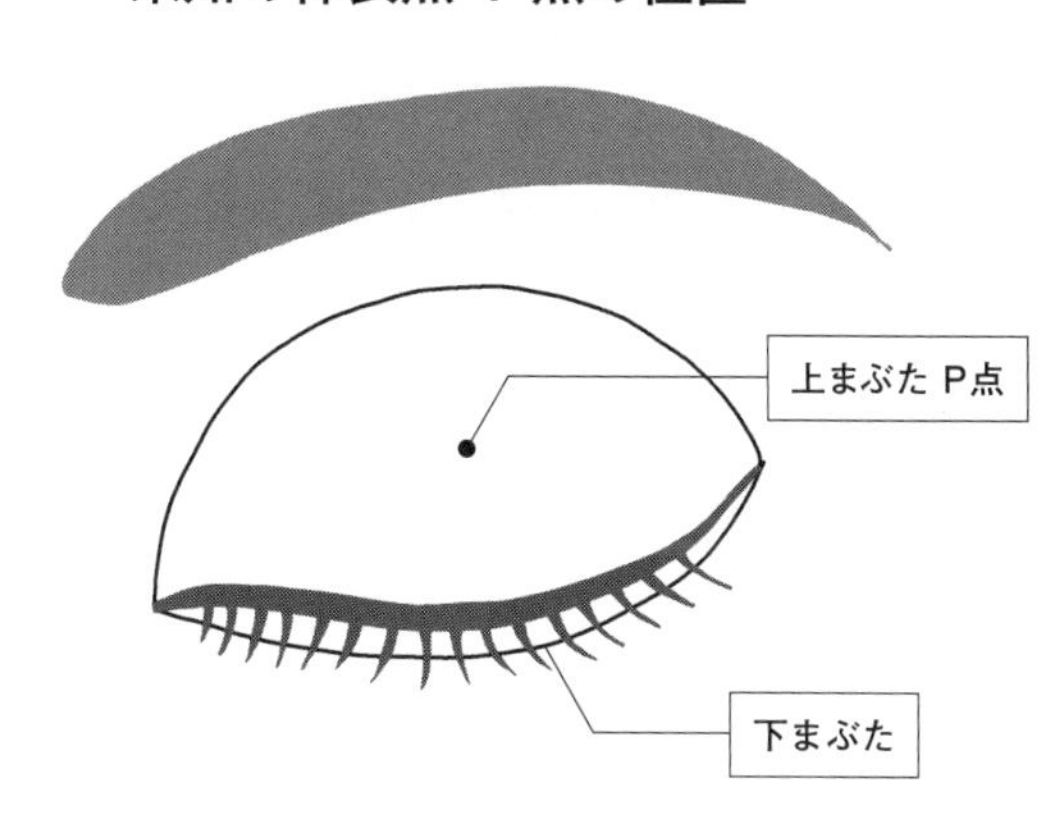

そしてボンヤリと見え始め、瞳孔部の白濁はほとんどわからないくらいに消失しました。

それだけではありません。

P点への刺激は、頭部（脳血流）への血流が2倍以上増幅することが判明したのです。

このことは、当然、脳内や若返りに敏感な顔面の血流が大幅に増えたことを意味します。

これが、先述した水晶体の代謝を担う房水の循環を、大幅に高めたことは想像に難くありません。

また、当然のように大幅に増量した

P点の驚くべき効果

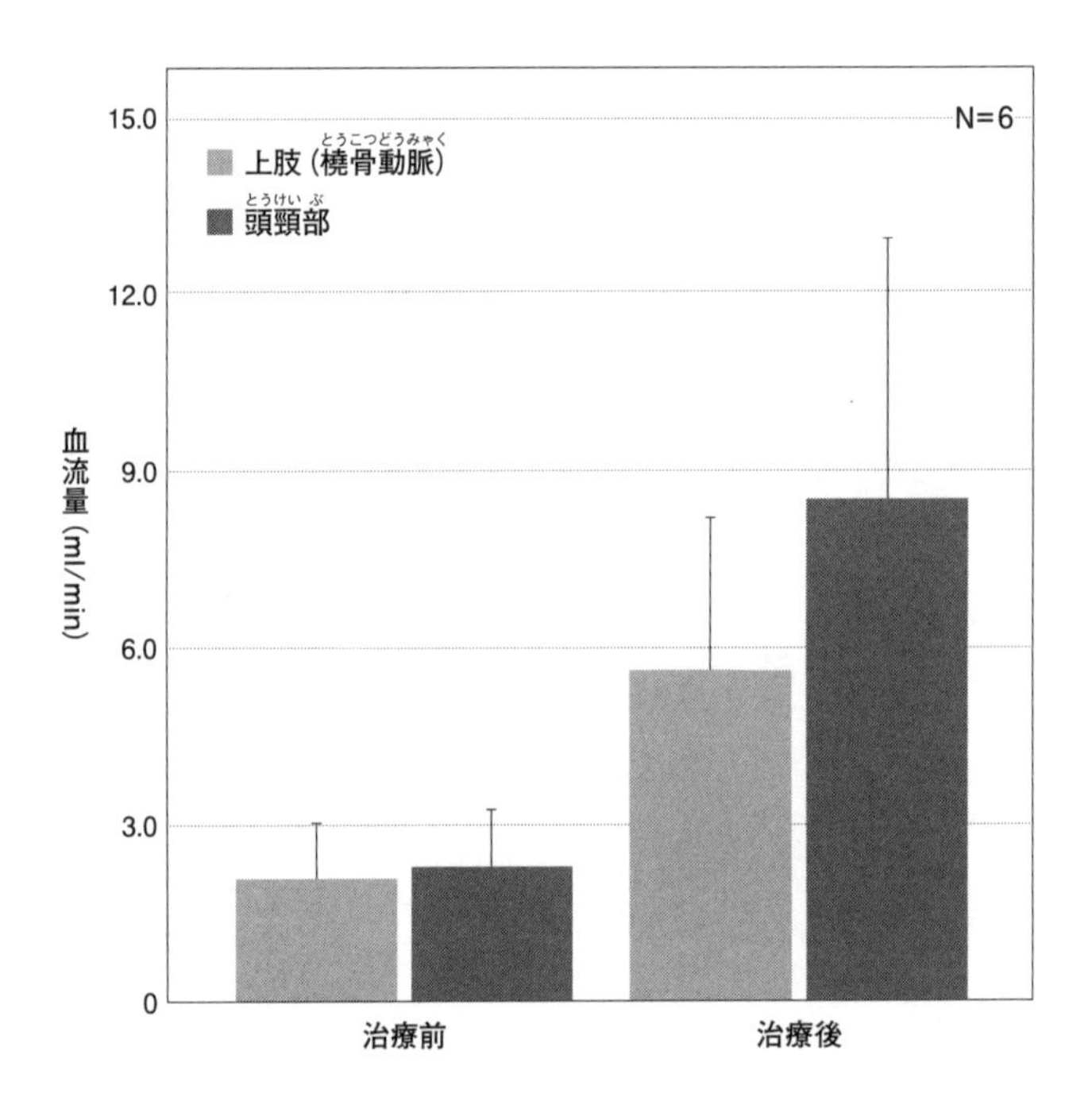

上まぶたのP点を刺激することにより、血流は上肢（橈骨動脈）で2倍強、頭頸部では3倍以上に増幅します。

脳内血流により、大脳・小脳などの大幅な活性化が果たされていると考えられます。

このように、私たちの顔面への血流も大幅に増えた結果、皮膚の血流も大幅に向上し、成長ホルモンの分泌亢進と相まって皮膚の代謝が飛躍的に高まり、シワの消失、タルミの解消、シミの消失のほか、潤いが戻り、若返りが果たされていくことが保証されたといえると思います。

「ストレスフリー療法」は、10年以上の筆者を中心とした研究によって、２～４倍の血流の増幅が１００％の確率で起きますが、頭部の血流はなぜか１・２倍ほどであり、10万回を超える臨床でも変わることはありませんでした。

しかしながら、Ｐ点への刺激がこの不動の定理をくつがえしたのです。

なぜこのような現代医学が成し得ない驚くべき現象が起きるのか、そのメカニズムはまだわかっていません。その解明は、これからの課題となります。

この「ストレスフリー若返り療法」は、今までの「ストレスフリー療法」よりも末梢の手足が格段にポカポカになったり、腸管の蠕動（ぜんどう）運動の亢進や、睡眠の質がはるかに向上したりすることが実感されました。

白内障が改善される過程で、驚いたことに筆者自身の眉や上まぶたがリフトアップし、皮膚のシミが全部消失していったのです。

さらに、了徳寺大学の臨床研究からは、治ることがないとされる緑内障進行度指標視野検査が、明らかに改善されていくことが判明しつつあります。このことは、緑内障によって失明の危機に悩まれる世界中の人々に大きな希望の灯をともしたと思います。

また、動脈硬化指数の減少や成長ホルモン、IGF－1の増加が確認されたほか、視力が0・8から1・2に改善されるなど、若返りを確認できたのです。

また、別の被験者の方は筆者のインタビューに次のように答えています。

「老眼と白内障が大幅に改善され、視力が1・2までになりました。常に夕方になると眼精疲労がひどかったのですがまったくなくなり、顔のシミがみるみる消失していきました。また、あれほど立ったり座ったりするときに痛かった膝から、うそのように痛みが消えていました」

このように、老眼や白内障が治って若返りが起きると、顔のシミがとれたり、老化現象の代表的疾患である変形性膝関節症など、諸々の病気が治ったりしていくとみられます。

4 若返ると免疫力が活性化する

全世界的に平熱が36℃以下という「低体温」の人が増えています。

それでは、理想の体温は何度でしょうか。

実は、アメリカの医師Ｂ・Ｏ・バーンズ博士の「低体温は危険なシグナルである」という示唆から筆者が「ストレスフリー療法」を開発できたように、私たちの体温は36・５０℃〜36・８０℃が理想で、この体温のとき、私たちは健康な身体を手に入れることができるのです。

では、なぜ低体温が増えているのでしょう。

それはズバリ「ストレス」です。

ストレスが長期間続くと血液の流れが悪くなり、血流障害から低体温になるのは自明の理です。もっといえば、体温が正常なら免疫システムもホルモンの分泌も正常です。発熱といわれるくらい体温が高い状態は、体内に起きた異常を正常化するために免疫システムが機能している状態であり、逆に低体温は免疫システムの機能が低下しているとともに、ホルモンの分泌に異常をきたしている状態であるといえます。

それでは、なぜ低体温だと病気が増えるのでしょう？

体温は免疫力に大きな影響を及ぼします。

体温が１℃下がると免疫力は30％も低くなるといわれています。

免疫力が低下すると、細菌やウイルスから自分自身を守れなくなるだけでなく、免疫の誤作動により、自分自身の免疫細胞が自分の身体組織を攻撃して、自己免疫疾患を引き起こしたりするのです。

さらに低体温は、体内を酸化させて老化を早めるだけでなく、体内の細胞は新陳代謝が悪くなります。また、がん細胞は35℃台の低体温のときに、活発に増殖するといわれているので注意が必要です。

このように、低体温になると病気に対する抵抗力が下がるだけでなく、諸々の病気を発症させ、さらに悪化を招くことになるといえます。

では、その処方箋(しょほうせん)は何でしょう?

健康で丈夫な身体を手に入れる最もシンプルで絶対的な手段は、血流をアップさせ体温を上げることなのです。

先ほど体温が1℃下がると免疫力は30%低下すると申しあげましたが、逆に体温が1℃上がると免疫力はどのくらい上昇するのでしょうか。

実は驚くべきことに、5～6倍に上がるといわれています。

繰り返します。血流をアップさせ、体温をわずか1℃上げられたら、免疫力は5～6倍も高くなるのです。

私たちが風邪をひいたときに体温が上がり発熱するのも、実は体温を上げて免疫力を高める自己防衛反応なのです。

このように、血流をアップさせて体温を上げることが、いかに大事かわかっていただけたと思います。

それでは、なぜ体温が上がると免疫力は飛躍的に高まるのでしょうか。

私たちの免疫システムは血流（体温）と密接に関係しています。

これまでの話の復習です。体温が1℃下がると免疫力は30％低下し、他方体温が1℃上がると免疫力は5〜6倍と飛躍的に上がるとされます。

計算が合わないと思われる方が大半ではないでしょうか。

それは、私たちの体内の酵素が36・5℃以上になると活性化することに由来します。

私たちの体内では、さまざまな化学反応が絶えず行われています。例えば、食べ物やアルコールなどを消化する「分解」も、栄養を体内に取り込む「吸収」も、老廃物を体外に出す「排出」も、さらに、細胞がエネルギーを作り出すのも、すべからく酵素という触媒（しょくばい）による化学反応なのです。

人間の生命活動や生命維持に必要な酵素は細胞内で作られますが、その酵素の生成にも別の酵素が働きますから、酵素は私たち人間の生命維持に必要不可欠なものとなっているのです。

私たちが生きていくためには、36・5℃以上の体温がいかに必須であるかがわかります。

現代社会は、世界の潮流として体温低下が進んでいるとされ、その底流にあるのはストレスフルな社会にあります。

そのような逆風の社会の中で皆さんが血流をアップさせ、体温を1℃上げるのは容易なことではありません。しかしながら、筆者が開発した「ストレスフリー療法」では、治療開始からわずか1分で血流が2～4倍に増幅し、ほとんどの患者様の体温が上昇しているのは特筆すべきことだと思います。

また、「ストレスフリー療法」は50代以降の人々に効果が顕著に現れ、体温が上がりやすいのが特徴なのです。

了徳寺大学傘下の7カ所の整形外科を中心とするクリニックでは、2020年度は年間延べ人数約30万人の患者様を、リハビリを中心に診療しています。

2020年初期からコロナ禍の中、免疫力向上とコロナウイルス感染防止を目的として、全職員に「ストレスフリー療法」の実施をお願いしてきました。

週2回以上の実施率は、ほぼ100％に近くなっていますが、2020年度は約200名の職員に対し、コロナウイルス罹患者数は0(ゼロ)を達成しています。また、全職員に体温測定を毎日実施しておりますが、36℃未満の低体温の職員が皆無であることは特筆すべきだと思っています。

2021年4月に、了徳寺大学理学療法学科の学生でクラスターが発生し、27名のコロナウイルス罹患者が発生しました。行政に報告しつつ、迅速な対応によって二次感染を防止できたことは不幸中の幸いでした。

このような中、濃厚接触者の学生の中でコロナウイルス感染と非感染を分けた要因はなにか。それは私たちの予想通りのものでした。

濃厚接触の学生の中で、「ストレスフリー療法」の実施者にはコロナウイルス感染は皆無だったのです。

「ストレスフリー療法」の大幅血流アップによる免疫力向上効果が再確認できたといえると思います。

クリニックスタッフの体温分布と体温変化
（期間 2021.6/4 ～ 6/11）

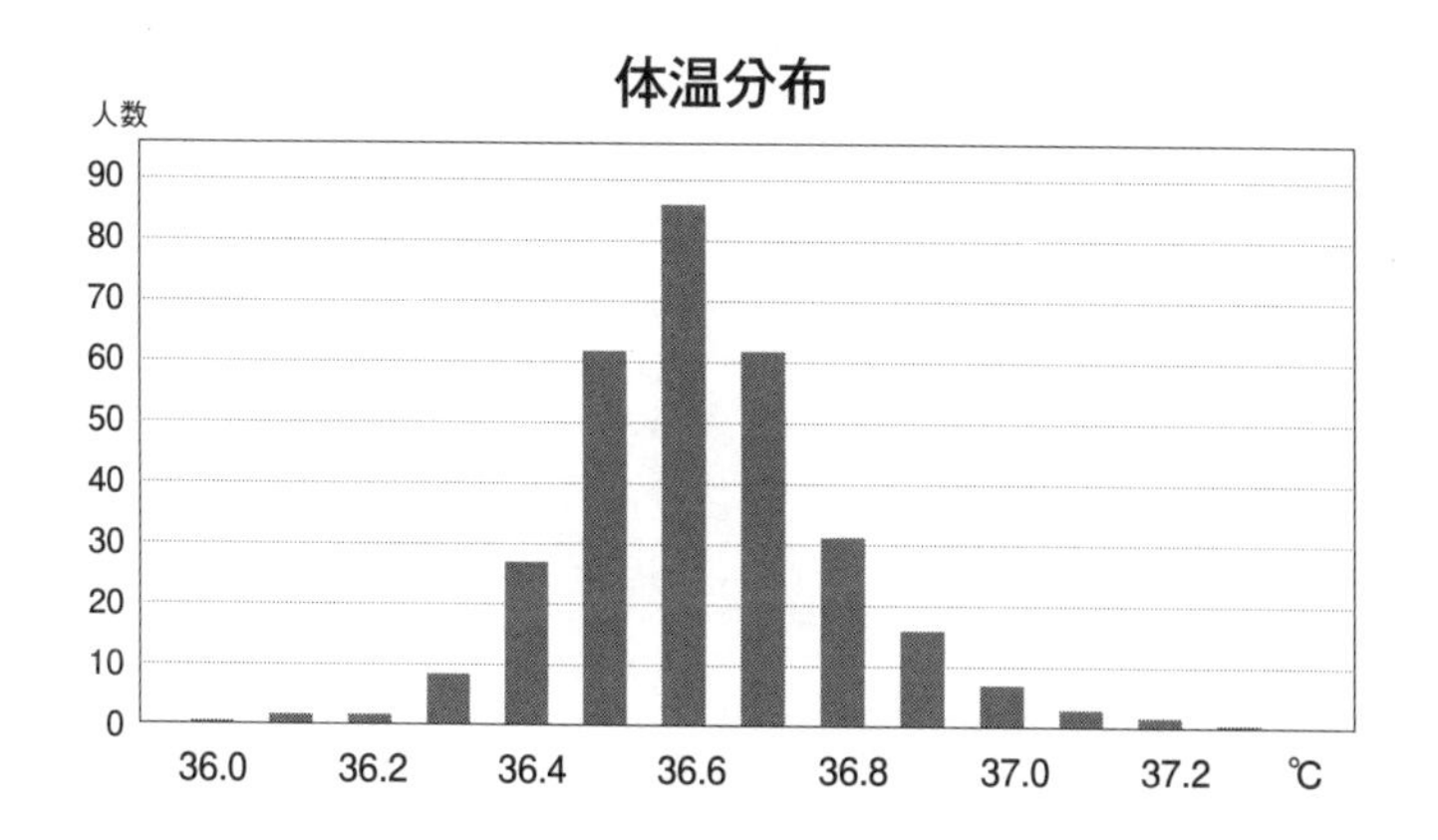

「ストレスフリー療法」介入前後の体温変化

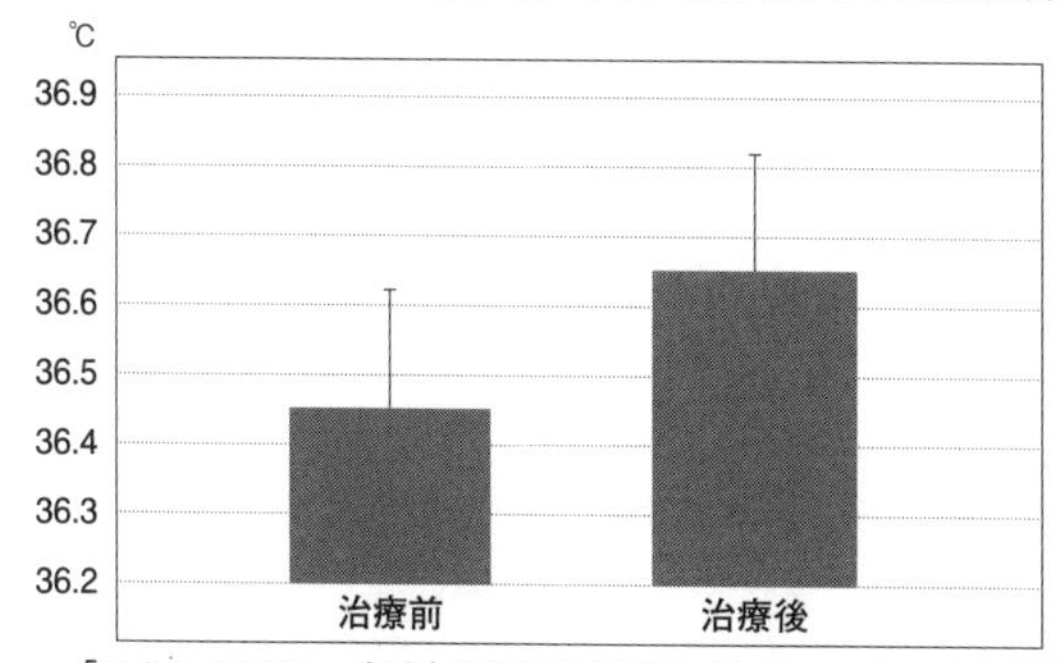

「ストレスフリー療法」前後の体温変化（クリニックスタッフ）

了徳寺大学傘下のクリニックの全職員に「ストレスフリー療法」を実施した結果、平均体温36.0℃未満の低体温は皆無で、平均体温も約0.2℃上昇しました。

このように「ストレスフリー療法」では、なぜ免疫力が高まるのでしょうか。

その理由は大きく分けて3つあります。

その1つは「ストレスフリー療法」を実施すると、わずか1分で血中のストレスホルモンであるコルチゾールがほぼ100％の確率で低減し、ほぼ同時に血流が2～4倍に増幅することです。

大幅な血流増がもたらす恩恵は多岐にわたりますが、私たちの免疫というカテゴリーの中では、血流の大幅増は全身のすみずみまで血液が行き渡ることを意味し、同時に免疫細胞の増加や活性化がもたらされることにあります。血流増幅によって全身を構成する60兆以上の細胞に、酸素と栄養が存分に供給されると、個々の免疫細胞をも含む細胞が活性化し、同時にそれぞれの役割の機能が、十分に果たされることを意味します。

また、同時に身体のすみずみまで血液が行き渡ることは、ウイルスや細菌などの異物の侵入をいち早く見つけ出し、正常な免疫システムが作動することを保障しています。なぜなら私たちの免疫細胞は、血流にのって全身をパトロールしているからなのです。

2つ目は「ストレスフリー療法」によって血流が大幅に増え、体温が上がると血中の酵素の活性が高まることにあります。

先ほども述べましたが、私たちの身体の維持のすべてに必須なものは酵素です。酵素とは、科学的には「生物の細胞内で作られるタンパク質の一種で、体内の化学反応を進める触媒」のことをいいます。

また、酵素は特定の温度で働き、体温が高いほど働きは活性化して、低体温時には著しく不活性化します。

このため、低体温の人は疲れやすかったり、免疫力が後退し体調を崩しやすくなったりします。

私たち生命体が、その生命活動や生命維持に必要な酵素は細胞内で作られますが、その酵素の生成にもまた別の酵素が必要になりますので、酵素は私たち生命体にとって必要不可欠のものとなります。

この生命体に必須の酵素は、体温が36・5℃以上のときには働きが良化するとされるため、血流をアップさせ、体温を上げることが大事であり、「ストレスフリー療法」の大幅な血流増は、その目的に極めて重要な条件を呈することになるのです。

3つ目は、成長ホルモンの分泌亢進です。

成長ホルモンについては後述しますので詳しい解説は割愛しますが、前に述べたように成長ホルモンは小児期の成長に重要な役割を果たすだけではありません。酵素と同じように生体のほとんどの生命活動に深く関わっているだけでなく、私たち人類のすべての疾病にも深く関与しているというのが筆者の考えです。

例えば年代別各種疾病の発生率を見ると、20歳を境に減り続ける成長ホルモンの分泌が半分以下になると思われる40代から急激に諸々の病気が発生し始めていることは、そのことを明確に示していると考えています。

5

若返るとインターロイキン10（IL10）が強烈に出現する

私たちの身体には免疫システムが備わっており、外部から侵入してきたウイルスや細菌などの病原体を攻撃して、外敵から身体を守っています。

この免疫システムは、「炎症性サイトカイン」（炎症反応を促進する働きを持つ細胞から分泌されるタンパク質）を誘導することによって免疫反応を増強しますが、この反応が過剰になると、正常な自分の組織を攻撃して自己免疫疾患を引き起こします。このような過剰な攻撃を抑制するメカニズムも用意されているのは驚きです。

この抑制機能を担う分子の1つがインターロイキン10と呼ばれる抑制性サイトカインです。インターロイキン10はT細胞やマクロファージといった免疫細胞に働きかけて活性化を抑制するだけでなく、マクロファージの抗原提示機能を弱めたりして免疫反応を鎮静化させるとされます。このインターロイキン10はT細胞の中でもTｈ2細胞が主として産生することが知られています。

「ストレスフリー療法」を継続的に実施すると、免疫系に抑制性サイトカイン、インターロイキン10の産生が高度に誘導されることがわかっています。

この研究に関しては、2016年に科学ジャーナル「LASER THERAPY」に掲載されました。

このように、筆者たちの研究チームによって「ストレスフリー療法」がインターロイキン10を活性化させることが科学的に証明されたと考えています。

新型コロナウイルスの感染・発症が全世界的に拡大する中、感染しても全員が発症するわけではありません。その差異はまさしく免疫力の違いであり、今まさに1人ひとりの免疫力が問われているといえます。

他方、新型コロナウイルスは発症者のうちの2割が重症化するといわれています。これは私たちの気管支や、肺の8割を占める肺細胞などに存在する「インターロイキン6」というタンパク質が活性化し、炎症物質を異常分泌させることによって、肺炎

「ストレスフリー療法」によるIL10の発現

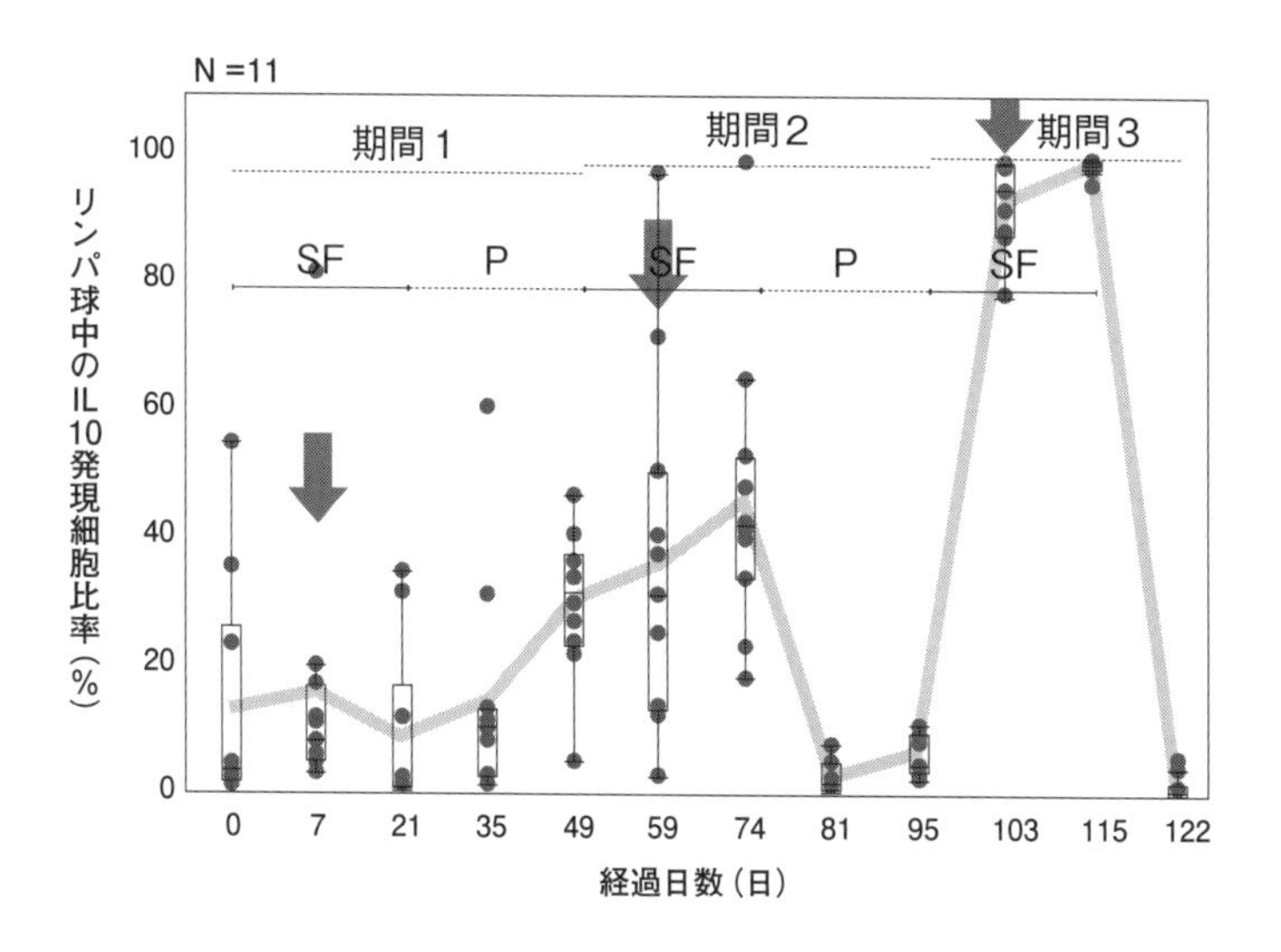

ＳＦと記した期間は「ストレスフリー療法」を実施した期間を表します。定期的に「ストレスフリー療法」を施すことにより、自己免疫疾患を抑制するインターロイキン10の発現細胞比率が徐々に高まっています。

を促進させることが原因とされます（サイトカインストームと呼ぶ）。

ところが「ストレスフリー療法」では、血流増幅とともに、先述したサイトカインストームを抑制させるインターロイキン10が高位に発現・活性化することを突き止めており、コロナウイルス肺炎をはじめとした各種臓器の炎症抑制に非常に効果的であるといえるのです。


このようにインターロイキン10には主に自己免疫疾患を抑制する働きがあります。

日本人の3人に1人は、アレルギー疾患に悩まされているといわれています。喘息やアトピー性皮膚炎、アレルギー性鼻炎や結膜炎といったアレルギー疾患の直接の原因はさまざまですが、その数は年々増加傾向にあります。

また、慢性関節リウマチ、潰瘍（かいよう）性大腸炎、膠原病（こうげんびょう）などの自己免疫疾患も同様です。

そうした疾患を克服するためや予防治療法として、血流の大幅増が果たされる「ストレスフリー療法」こそが効果を発揮できると期待されるのです。

健康を維持する上で「血流」が大きく関係していることは明らかです。「血流」をアップさせるということは、血液の流れを良くすることにほかなりません。血液には栄養や酸素を運ぶ役割だけでなく、血液が身体のすみずみまでスムーズに届く、つまり「血流」が保たれてこそ、正常な免疫システムが生かされ、私たちは健康でいきいきとした生活が送れるのです。

6 重症の腹膜炎が1日で治った

2020年11月末に、筆者の携帯電話がけたたましく鳴りました。

相手は筆者と親交の深いJRAの三浦皇成ジョッキーでした。

「オーナー、実はお腹が痛くて耐えていましたが、我慢できずに病院に行ったら手遅れ状態の虫垂炎とわかり、筑波大学附属病院で緊急手術となりました。すでに、腹膜炎を起こしており、担当の先生からは、年内の騎手復帰は到底無理どころか、長期の入院を宣告されて困っています」

と、悲痛な声で報告を受けたのです。

そこで筆者はこうアドバイスしました。

「皇成、ストレスフリーをやるんだよ。担当医の先生にお願いしてすぐにやりなさい。腹腔中に侵入した細菌などに対して、マクロファージなどの免疫細胞が反応して外敵から身体を守るんだけど、腹膜炎は、免疫反応が過剰に起こり、サイトカインストームが起きた状態なんだよね。『ストレスフリー療法』を実施すると、過剰に起きた免疫反応を鎮静化させるインターロイキン10が強烈に発現して、サイトカインストームをたちまち鎮静化させることができるんだ」

この電話で三浦ジョッキーは、早速自宅にある「ストレスフリー器」を奥様に病院へ届けてもらうことになりました。

それは、筆者がジョッキーの厳しいコンディショニング作りにと寄贈した「ストレスフリー器」だったのです。

担当医の先生に特別にお願いをして、「ストレスフリー療法」を実施したといいます。すると、異常なほどの白血球とＣＲＰ値（炎症や感染症の指標）がたちまち正常化して、何と翌日の退院となったのです。

「オーナーありがとうございました。『ストレスフリー療法』で、こんなにも偉大な結果がもたらされるとは思ってもいませんでしたが、本当に助かりました」

と、うれしい報告を受けたのです。

実は、虫垂炎による腹膜炎からの急回復は、今から5年くらい前に当時の了徳寺大学副事務局長が経験していました。

担当医の先生の御理解を得て、筆者の強い勧めで「ストレスフリー療法」を行い、彼は、2週間以上の入院宣告から急回復しました。その臨床例を経験していたからこそ、三浦ジョッキーにも自信をもって勧めることができましたが、ストレスフリーによる強烈なインターロイキン10の発現の偉大さを再確認することとなりました。

現在、コロナ禍の中、その感染予防とサイトカインストームによる肺炎の鎮静化は必ず果たせると、「ストレスフリー療法」の臨床の機会を多方面に願い出ているところです。

7 若返るとすべての病気は治る

私たちの身体に3つのスイッチを入れると、老眼や白内障などが治るとともに、身体が若返ることを発見したとき、筆者が真っ先に考えたことは、発展著しい現代医学下でも、根治療法がないとされるパーキンソン病が治せたら、人類のすべての病気を治せるという証(あか)しになるのではないかということです。

「ストレスフリー若返り療法」による人体の若返りは、それぞれ3つの異なるカテゴリーの総和によって起こるとみられます。

その1つは、人体のストレスをとることによって起きる、想像もできない2〜4倍の血流増幅が果たされることです。

私たちが生きていくためのすべての基盤は、私たちの身体を構成する60兆以上の細胞に栄養と酸素をくまなく送り届け、また、外敵から身を守る2兆にも及ぶ免疫細胞も養い、加えて免疫細胞は豊かな血流にのって身体のすみずみまで巡回してこそ果たされるのです。

しかも、私たちが想像もできない精巧で精緻な免疫システムの機能は、サイトカインと呼ばれる免疫細胞が作り出す暗号とともに、血液によって作られ、運搬されるのです。

2つ目は、20歳をピークに減少し続ける成長ホルモンの分泌減少を食い止め、逆に成長ホルモンを分泌亢進させることでした。

私たちを構成する60兆以上の細胞は、寿命を終えるとき、分裂してまったく新しい細胞へと生まれ変わりますが、成長ホルモンは、このときに必須のホルモンであるほか、体内でのエネルギーを生み出したりもします。成長ホルモンが肝臓に働きかけて産生されるＩＧＦ－１と補完し合いながら、人体のほぼすべての機能に必須のホルモンなのです。

さらに、免疫細胞が外敵に対しての免疫細胞同士のコミュニケーションに使われるサイトカインなどのタンパク質の生成にも、血液と成長ホルモンは欠かせません。

また、身体にインフルエンザウイルスなどの外敵が侵入したとき、免疫力を高めるために、1個の免疫細胞が1000～10000倍に増殖するといわれており、その分裂増殖に成長ホルモンは欠かせません。

このように、成長ホルモンは私たちの免疫力維持に深く関わっているとされます。

筆者が独自に探求した、目の瞳孔中心の垂線と法令線の交点N点に、ストレスフリーの導子を装着すると、後述しますように成長ホルモンの分泌亢進が起きることが確認されました。

また、成長ホルモンが肝臓に働きかけて生成されるIGF－1も、分泌亢進することが確認されており、成長ホルモンの分泌亢進を人為的に、初めて成功させた快挙と考えています。

そして3つ目は、私たちの目の水晶体の代謝亢進のスイッチを入れることです。

従前の「ストレスフリー療法」では、手首の橈骨動脈の血流が2～4倍に増幅するのに対し、頭部への血流は、なぜか1・2倍ほどしか増幅しないことがわかっていました。

このデータは、数万を超す臨床例からも変わることがなかったのです。

しかしながら前述したように、筆者が発見したP点への熱刺激は、この不動のルールを大きく動かしたのです。

何と橈骨動脈の増幅をも上回るほどの増え方（28ページ参照）だったのです。

ストレスフリーによる大幅な血流増、加齢により分泌低下した成長ホルモンの分泌亢進を図ると同時に、大幅な頭部への血流増を果たすことで、目の水晶体の代謝亢進のスイッチを入れるのです。

この3つのそれぞれ異なるカテゴリーの総和によって、老眼や白内障などが治り、また、私たちの身体の若返りが果たされることがわかってきました。

目の水晶体の代謝を上げると、脳を含む頭部への血流量が2倍以上増幅しますが、なぜこのような想像を超える現象が起きるのか、そのメカニズムはわかっていません。

ただ、頭部へのこのような血流増幅は、脳や目などへのグルコースや酸素の豊潤な供給となり、脳の活性化とともに顔面のシミの消失やシワが改善されることは自明の理です。

また、先述しました成長ホルモンの分泌亢進も相まって、脳を中心に若返りを果たせることを意味しています。これらの若返り現象は、身体の内部から沸き起こり、「強く、若く、美しく」という私たちの夢を現実のものにしました。

人工的に作られた成長ホルモンや、そのほかの薬物の投与や外科的処置は一時的なものであり、時間とともに元の木阿弥となることは当然の帰結です。元の木阿弥とは、一時的に良くなったものが、再び元のつまらない状態に帰ることをいうのです。

この筆者が発見した「ストレスフリー若返り療法」の神秘的ともいえるメカニズムの解明は、筆者だけでなく医学界のテーマになると考えられます。

このように、真の若返りは私たちの身体の内面から沸き上がり、大幅な血流増、成長ホルモンの分泌亢進などを果たしながら進み、そして、老化に伴って発症したすべての病気が治っていくとみられます。

後述しますように、筆者は白内障や老眼が治る若返り現象は、老化に伴って発症するすべての病気を治癒させられると考えました。

現代医学でも根治療法は難しいとされるパーキンソン病を治すことができたなら、そのことを証明できると考えたのです。

その私たちの試みでは、詳しくは後で紹介しますが、あっさりと結果が出始めています。

パーキンソン病のステージ5で歩けなかった患者様が、1回目の「ストレスフリー若返り療法」で、スタスタ歩いて帰られ、スタッフ一同驚きました。

また、ステージ1のパーキンソン病の方は、「ストレスフリー若返り療法」の治療によって、手先の動きが改善され、調理が可能になったほか、歩様も良くなって、生活全般に意欲的になり、今は求職活動をされるまでになっています。

そして、人類誰しもが免れない老眼や白内障などが、当たり前のように改善されています。

そのほか、老化とともに眼瞼が下垂し、長年目が見えなくなった80代のご婦人に、

「ストレスフリー若返り療法」を施術した結果、瞬時に眼瞼下垂が元通りに改善されています。

このように、難病パーキンソン病や緑内障・老眼・白内障、そして眼瞼下垂などの信じられないような回復は、「ストレスフリー若返り療法」が想像を超えるポテンシャルを有している証しと考えます。

これからさらに研究を重ねて、パーキンソン病などさまざまな病気で苦しまれている世界中の人々を若返らせ、広く貢献を果たせることを願っています。

8 若返ると老眼は治る

私たちの目の中には、水晶体というカメラでいえばレンズに相当する組織があります。

水晶体はカメラのレンズのように、遠くのものや、近くのものに、ピントを合わせる重要な働きをしています。

例えば、近くのものを見るときには、水晶体を吊り下げている毛様体小帯という線維が緊張して水晶体が厚くなり、近くのものにピントを合わせることができるわけです。

ところが、加齢とともに水晶体は硬くなり、厚さを変えることが難しくなるため、近くのものにピントを合わせられなくなってしまうのが老眼なのです。

また、水晶体を吊り下げている毛様体小帯も、加齢とともに柔軟性や運動機能を逸して老眼を助長しているのではないかと筆者は考えています。

「ストレスフリー若返り療法」では、左足裏F点と左足の三里、また、顔面の右N点と左眼瞼P点への間欠的な熱刺激により、頭部への血流が2倍以上増幅するほか、眼圧の正常化や目の保護作用があるとされる女性ホルモンのエストロゲンE2が顕著に分泌亢進することがわかってきました。

そして、私たちの身体のすべての組織の維持や修復、あるいは組織を構成する細胞

「ストレスフリー若返り療法」による変化

総コレステロール

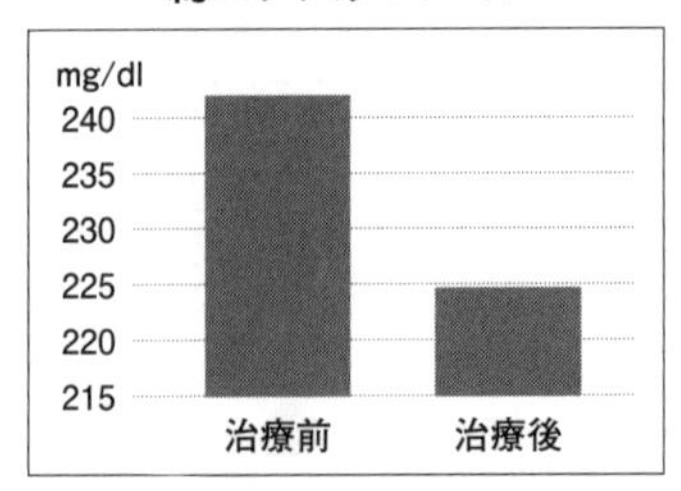

成長ホルモン(GH)

mg/dl
2
1.5
1
0.5
0
治療前
治療後

総脂質

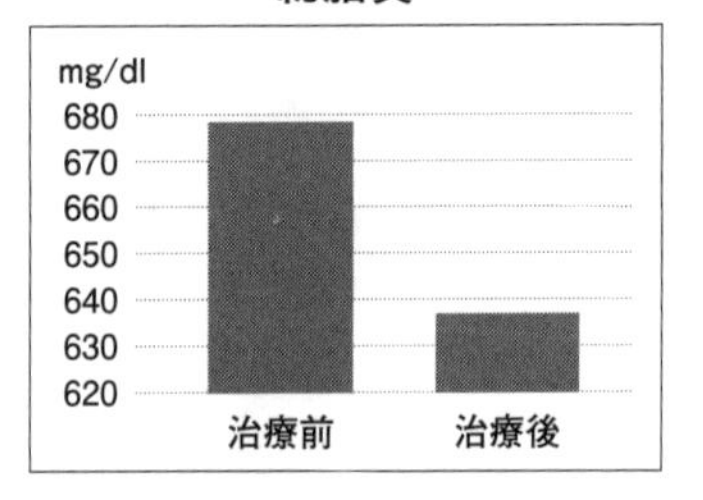

エストロゲン E2

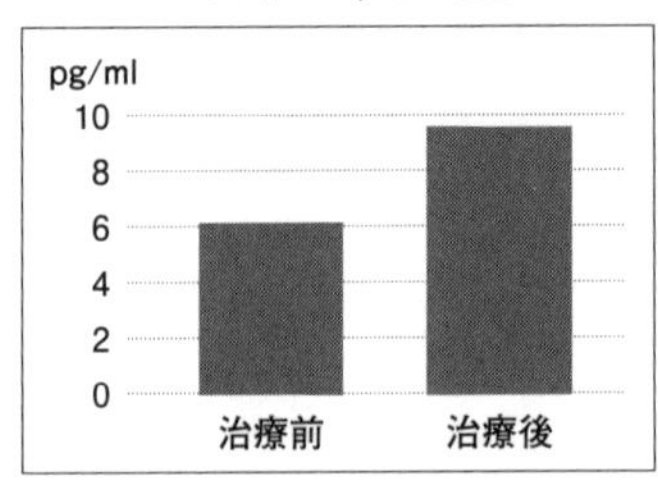

IGF-1

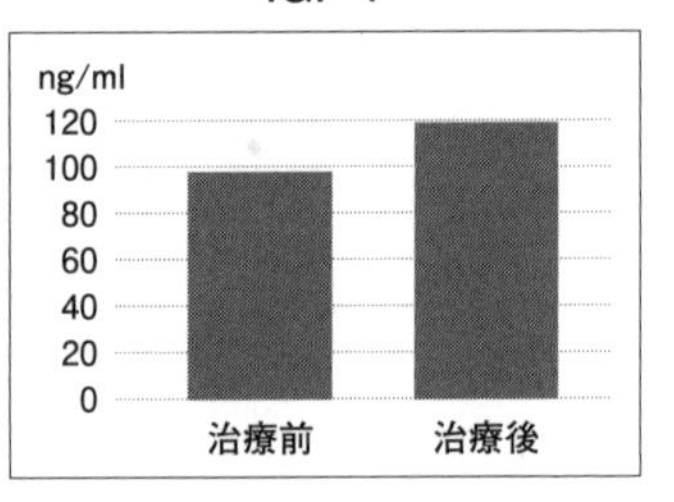

総コレステロール、総脂質は減少する一方、女性ホルモンであるエストロゲンE2、成長ホルモン、IGF-1分泌が亢進しています。

の分裂に必須の成長ホルモンも分泌亢進することがわかっています。

今般の被験者である了徳寺大学看護学科の講師（61歳／女性）は、老眼と軽度白内障と診断されていました。

彼女が「ストレスフリー若返り療法」を受診したところ、1回目から目がクリアに見えると感動されていました。

そして、2週間の「ストレスフリー若返り療法」の介入により、視力も1・2とほぼ正常に改善されたほか、顔のシミが消失しただけでなく、起立時の膝痛がいつの間にか消失したと喜びの報告をされています。

9 若返ると緑内障も治る

緑内障は、目から入ってきた情報を脳に伝達する視神経に障害が起こり、次第に視野が狭くなり、失明に至ることもある難病の1つです。

私たちは目の中に光が入り、目の奥にある網膜上に像が結ばれると、網膜から電気信号が発生し、網膜神経線維を通って脳に伝わり見えたと感じます。

健康な人の目では、約100万本の神経線維が集まっているとされ、目と脳を結ぶ視神経となっているのです。

緑内障になると、この100万本で成り立つ視神経が徐々に減り、見える範囲（視野）が狭くなっていきます。それは減った視神経が担当していた部分が見えづらくなっていくからといわれています。

緑内障の原因は、血流の低下や薬物、あるいは免疫の影響とされますが、本当はまだよくわかっていないのが実状です。

緑内障の原因としてよく知られているのが、眼圧の異常です。私たちの目の硬さである眼圧が高い状態が続くと、視神経が障害されるため緑内障となります。

眼圧は10～20ｍｍＨｇが正常とされており、20ｍｍＨｇを大きく超えてくると障害が起きやすくなるのです。

しかしながら、最近の研究では眼圧が正常でありながら、緑内障になる人の方がはるかに多いことがわかってきています。

筆者は「ストレスフリー若返り療法」で、眼圧が正常になる事例をたくさん見てきています。日本国内では眼圧が正常でありながら、緑内障による視野障害が起きる症例が圧倒的に多いとされますが、その臨床例が今回のテーマとなりました。

視神経は100万本もの神経線維で構成されており、現代医学では、ひとたび減った視神経の線維は再生することはないとされています。

しかし、20％もの視野の回復が果たされている今回の臨床例では、視神経の再生が起きている可能性が高いと思われます。

原因不明とされる100万本にも及ぶ視神経線維の減少は、ストレスなどによって低下した血流が視神経線維を直撃し、神経線維の減少につながっている可能性が高いと考えられます。

なぜなら、100万本の神経線維もほかの細胞と同じように、血流によって供給されるグルコースや酸素によって生かされていることにほかなりません。

他方、「ストレスフリー若返り療法」によるＰ点への熱刺激は、現代医学では想像もできない頭部の血流増幅が2倍以上にも及ぶことがわかってきました。

さらに加えて、筆者が開発したＮ点への熱刺激は、加齢による成長ホルモンの減少を食い止めるだけでなく、医学の常識をくつがえして分泌亢進させることが可能になりました。

つまり、脳や顔面、頭皮など、頭部に供給される豊潤な血液と成長ホルモンによって、すべての細胞の活性化とともに、死滅減少した脳細胞や視神経細胞などが再生復活し、難病で治ることは難しいとされるパーキンソン病や、緑内障を大きく改善に向かわせる可能性が生まれていると考えています。

他方、今般の臨床例では女性ホルモンのエストロゲンＥ２が【19→21→26ｐｇ／ｍｌ】増えていることがわかりました。

エストロゲンＥ2は、50歳を過ぎると枯渇されるというのが現代医学の常識ですが、「ストレスフリー若返り療法」では、驚くべきことに減少するどころか増えていることがわかったのです。

「ストレスフリー若返り療法」による エストロゲンE2の増加

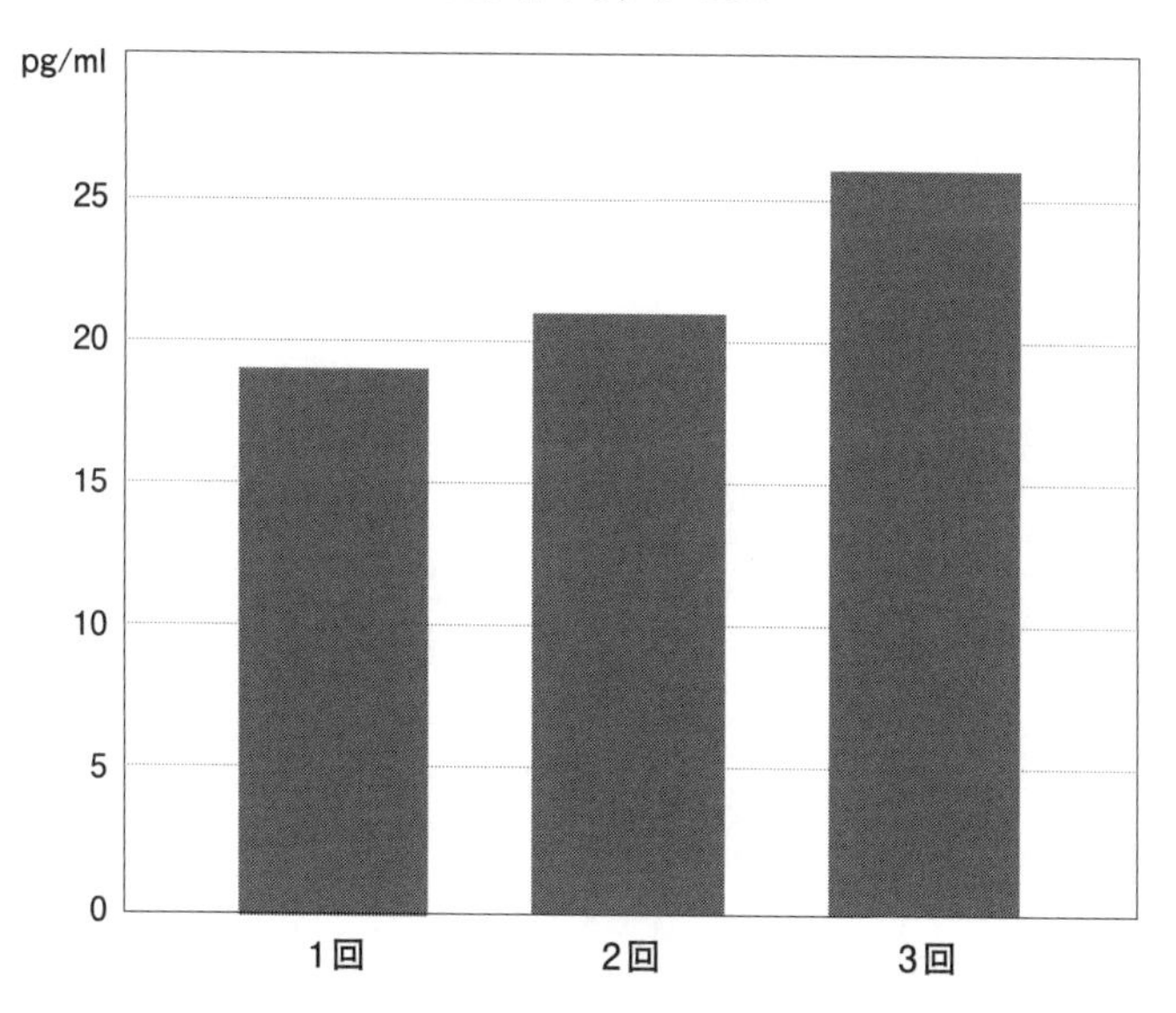

50歳を過ぎると減少、枯渇するといわれる女性ホルモンのエストロゲンE2ですが、「ストレスフリー若返り療法」を実施するたびに増加しています。

エストロゲンＥ２は、網膜神経節細胞の保護作用や眼圧降下作用があることが示唆されているホルモンの１つで、２０１４年医学誌「ＪＡＭＡ Ｏｐｈｔｈａｌｍｏｌ」に掲載された論文では、閉経後にエストロゲンＥ２によるホルモン治療が行われた群で、原発開放隅角緑内障（げんぱつかいほうぐうかくりょくないしょう）の発症が低いことが報告されているのです。

これらの背景から、「ストレスフリー若返り療法」の緑内障に対する効果として、先述した大幅な血流増、成長ホルモンの分泌亢進とともに、緑内障視野欠損域の改善に、エストロゲンＥ２の増加が関与しているとみられます。

加えて、抗動脈硬化作用を有するエストロゲンＥ２がＬＤＬ／ＨＤＬ比（動脈硬化指数ＡＩ）を【２・８→２・６→２・４】と減少させ、緑内障改善に導くものと考えられます。

了徳寺大学での「ストレスフリー若返り療法」の臨床試験中の４例いずれも、老眼、白内障、緑内障の著しい改善が起きることが明らかになりました。

血液解析結果で共通しているのは、目の保護作用や眼圧降下作用があり、若返りホルモンとしてのエストロゲンＥ２が著しく分泌亢進していることのほか、成長ホルモンおよびＩＧＦ－１がいずれも分泌亢進しており、現代医学では信じられない効果に寄与していると思われます。

緑内障症例１――64歳／女性

私たち了徳寺大学の整形外科グループ６院のうち、両国にある整形外科には、パーキンソン病ステージ１の患者様がいらっしゃいます。この方は64歳の女性で、ステージ１の片側性のパーキンソン病に罹患し、すでに難病指定を受けていらっしゃいました。

御理解を得て、私たちが開発した「ストレスフリー若返り療法」の被験者のお願いをすることになりました。

彼女は、３年前に左手の震えから始まって、気力減退が顕著になり、お住まいの近隣の医院で、ドパミン生成に関する脳の変性や、脱落を評価する検査によって、パーキンソン病の確定診断となりました。

「ストレスフリー若返り療法」の治療は、私たちの身体全体のうち、左足裏のF点、東洋医学上著名な治療点である左足の三里、さらに筆者が独自に探求して、加齢とともに減少し続ける成長ホルモンの分泌亢進を可能にした右N点、そして脳をも含む頭部への血流を2～4倍という驚異的な増幅を可能にした眼瞼上のP点、合計4点への間欠的な心地良い熱刺激を照射して行われます。

緑内障・老眼・白内障・近視などの眼疾患から、パーキンソン病や糖尿病、高血圧まで、ほとんどの病気の治療も同一手法で実施されます。

ただし、消化管を中心とする場合と、前立腺肥大や婦人科疾患などの場合は治療点が異なります。

このパーキンソン病の患者様は、治療を始められる時点では手の震えや気力減退などから仕事の継続を断念されていらっしゃいました。

その後、私たちの開発した「ストレスフリー若返り療法」を週2～3回受診されると、約1カ月で著しくパーキンソン病の震えや歩行障害が改善されたほか、気力も回復され復職を果たされるほどになりました。

また、この患者様は、10年以上前から緑内障も発症されていました。

そして、「ストレスフリー若返り療法」受診後、患者様は緑内障の症状の著しい改善を自覚されて、かかりつけ医である眼科医院で緑内障を再診された結果、26ｍｍＨｇ（正常値10～20ｍｍＨｇ）以上もあった眼圧値が、パーキンソン病の治療のために「ストレスフリー若返り療法」を受診してから、今般18ｍｍＨｇまで低下し、緑内障の治癒という、うれしい診断となりました。

発展著しい現代医学においても、その根治療法がないとされるパーキンソン病を治せたら、人類のすべての病気は治るとした筆者の仮説を肯定する結果だといえると思います。

年代別各種疾病の発生率と、加齢によって減じ続ける年代別成長ホルモンの減少率のグラフから、筆者が断じた人類のすべての病気は、ストレスを主体とした血流低下と、成長ホルモンの分泌低下によって起こるという仮説を裏付ける結果だと考えています。

なお、かかりつけ医院での緑内障治療は、点眼薬のみであり、「ストレスフリー若返り療法」以外の介入はなかったことを付記しておきます。

緑内障症例2 ――69歳／女性

その被験者の方は、了徳寺大学教授の69歳女性。両目に核白内障、皮質白内障および緑内障、さらに糖尿病、高脂血症に罹患されています。

ほかの被験者の好転を目の当たりにされて、自身の被験者登録に強い意欲を示されて今回の被験者になっていただきました。

「ストレスフリー若返り療法」、つまり左足裏F点・左足の三里・右N点・左P点への介入は極めて心地良い刺激とされ、当初から睡眠の改善や便通の正常化など、日常生活の質の好転が示されています。

現在2診の結果は、両目のMD値（同じ年齢の健常者と比較し、視野の欠け具合を

「ストレスフリー若返り療法」による変化

中性脂肪

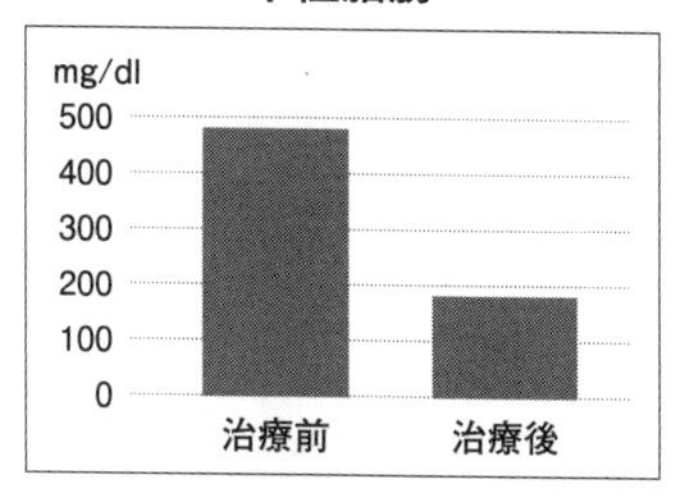

成長ホルモン(GH)

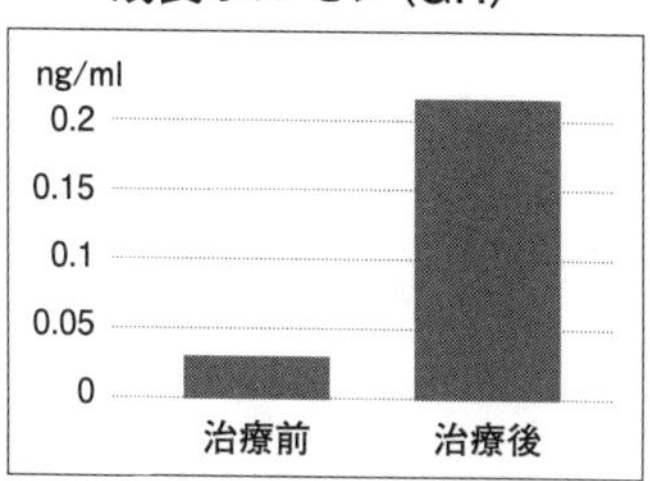

動脈硬化指数(AI)

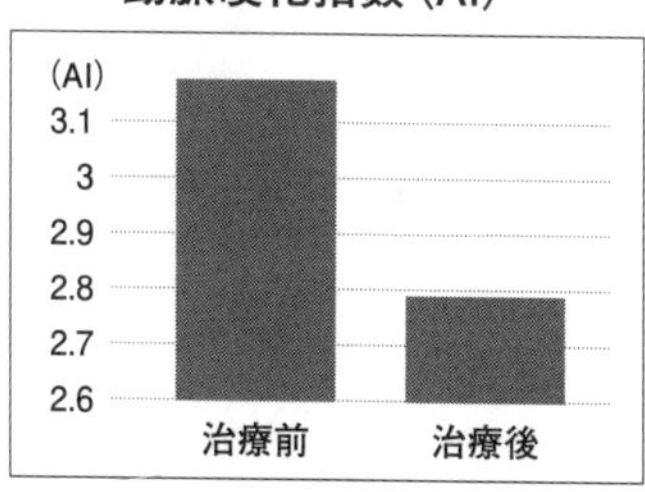

エストロゲンE2

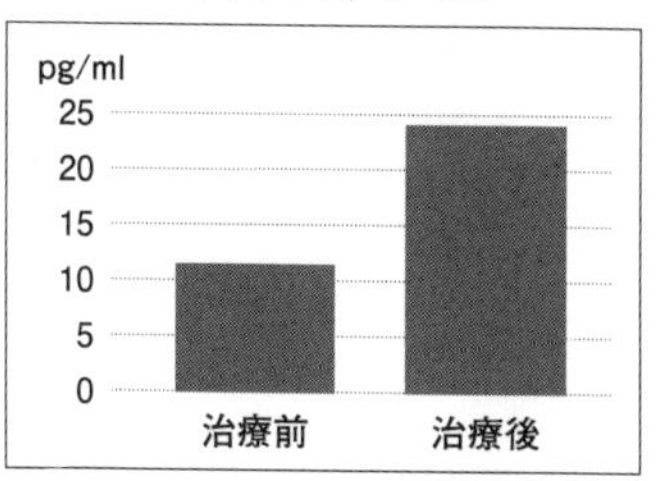

HbA1c

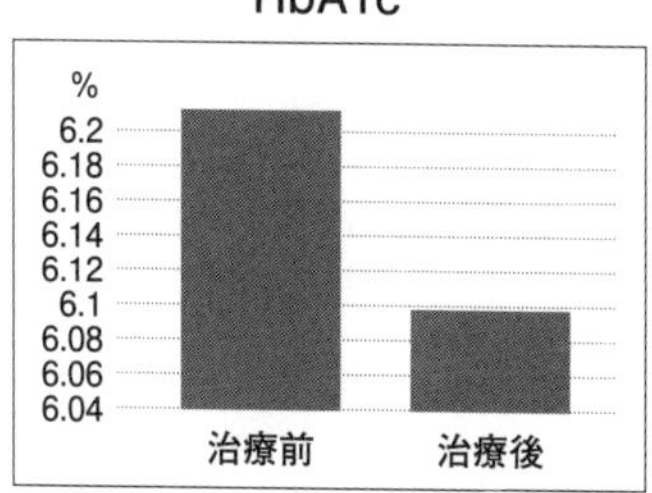

IGF-1

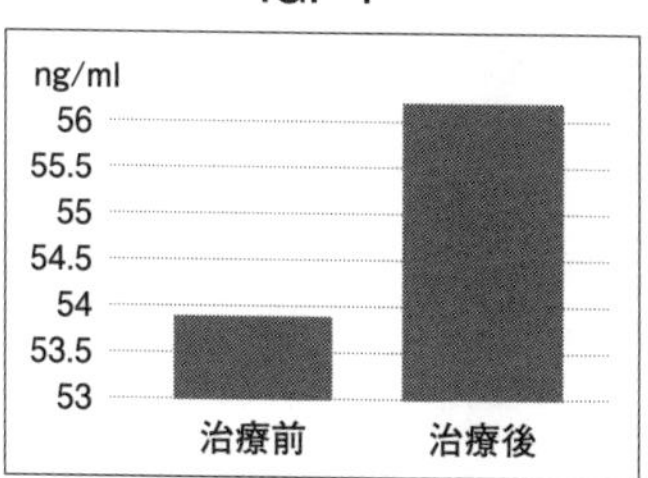

白内障、緑内障、糖尿病、高脂血症に罹患した69歳女性への治療効果。成長ホルモン、IGF-1、エストロゲンE2の増加が顕著で、動脈硬化指数、中性脂肪、HbA1cは著しく低下しています。

緑内障患者の視野の改善の様子

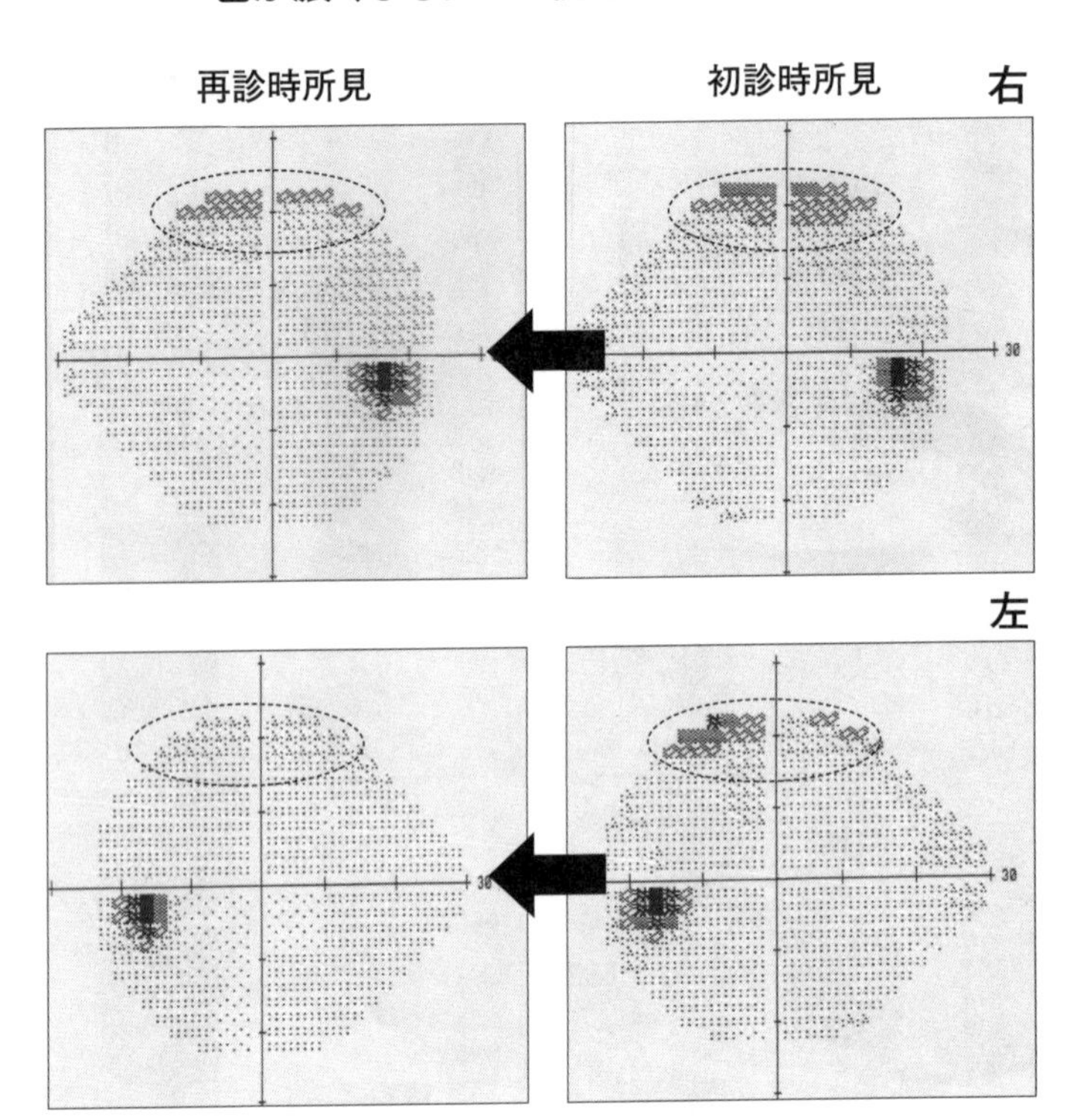

69歳女性の「ストレスフリー若返り療法」前後の両目の視野の変化です。色が濃いところは視野が欠けていることを表します。治療前は左右ともに欠けていた上部の視野に、治療後には改善がみられています。

数値化したもの）が左右ともに低下し、視野の改善が示されたほか、血液解析でも成長ホルモン、ＩＧＦ－１、特にエストロゲンＥ２は12から23と増加するだけでなく、動脈硬化指数（ＡＩ）をはじめ、中性脂肪やＨｂＡ１ｃが顕著に低下し若返りが果たされています。

特に、閉経後は枯渇するとされるエストロゲンＥ２の増加は注目に値するといえます。

なお、現在は周囲の人々に肌が見違えるようにきれいになったと褒められ、体調も格段に良くなり、目もよく見えるようになったと感謝されています。

緑内障症例３――63歳／男性

この治験に参加いただいたのは、了徳寺大学の管理部門の要職にあり、長年理学療法学科の教育に携わられてきた方です。

眼圧正常域での緑内障と老眼に罹患されています。

長年緑内障に罹患され、医療人として、治ることはなく失明の危機についても十分理解されており、「ストレスフリー若返り療法」に十分な理解と症状の改善への期待を込められ、率先しての臨床試験の参加となりました。

「ストレスフリー若返り療法」は、今まで筆者が探究した3つのカテゴリーを結集して実施されます。

それは、私たちの未知の体表点3カ所と、古来より知られた左足の三里に金とアルミからなる直径1・5ミリメートルの小さな導子を装着して、やけどしない48℃未満の温熱を間欠的に照射して行われます。

その結果は著明で、1回目の「ストレスフリー若返り療法」によって、今までになく視界がクリアになったと驚かれました。

さらに1週間もすると老眼が改善され、2週間目には老眼鏡が不要となられたのです。

つまり、現代医学では信じられない遠近調節機能が回復されたということです。

「ストレスフリー若返り療法」による変化

IGF-1

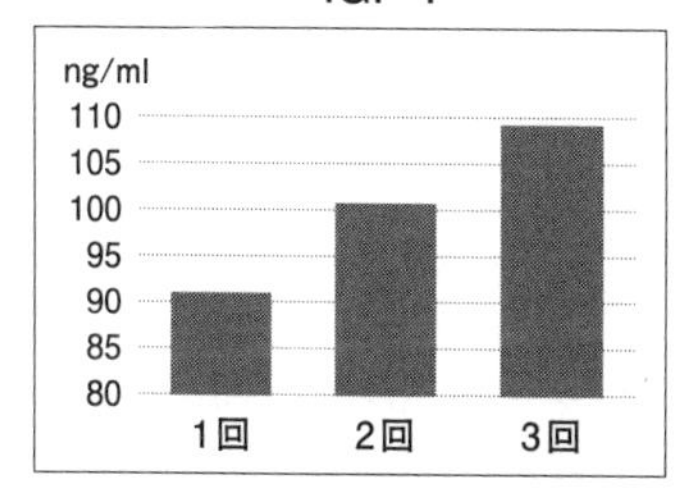

成長ホルモン（GH）

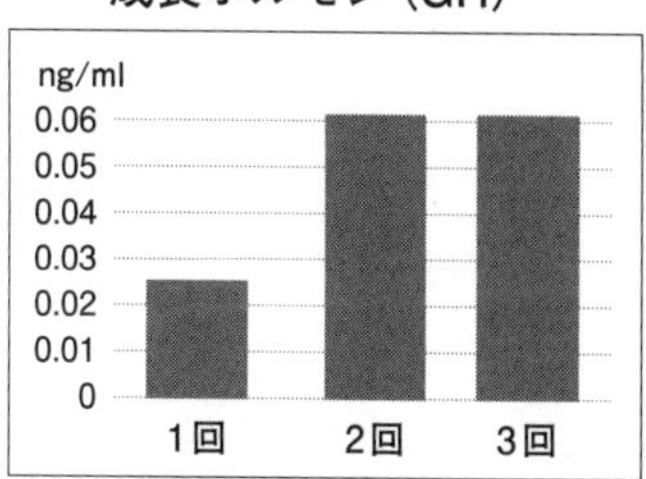

エストロゲンE2

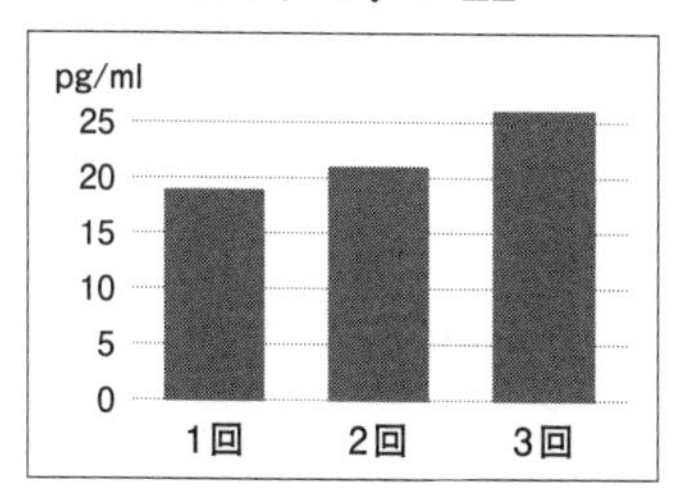

動脈硬化指数

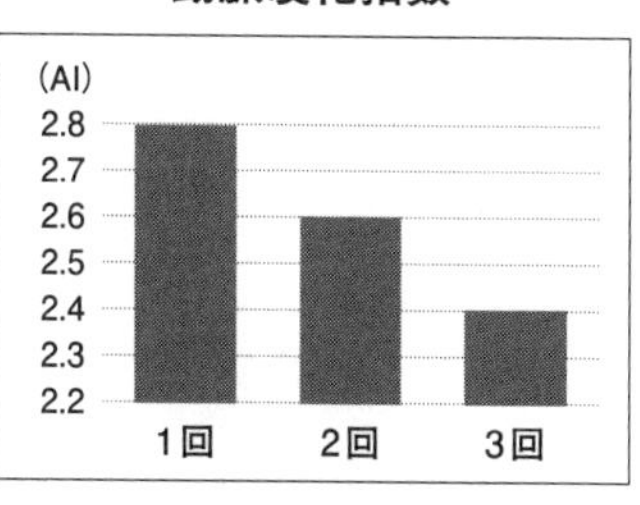

緑内障に罹患した63歳男性のデータです。「ストレスフリー若返り療法」を複数回施術した結果、エストロゲンE2、成長ホルモン、IGF-1が分泌亢進し、動脈硬化指数も改善されています。

「ストレスフリー若返り療法」による視野検査の変化

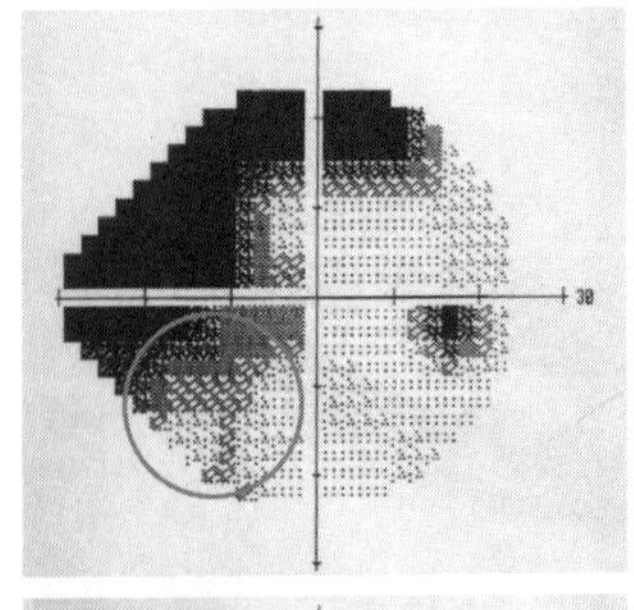

初診 4月12日 -15.09

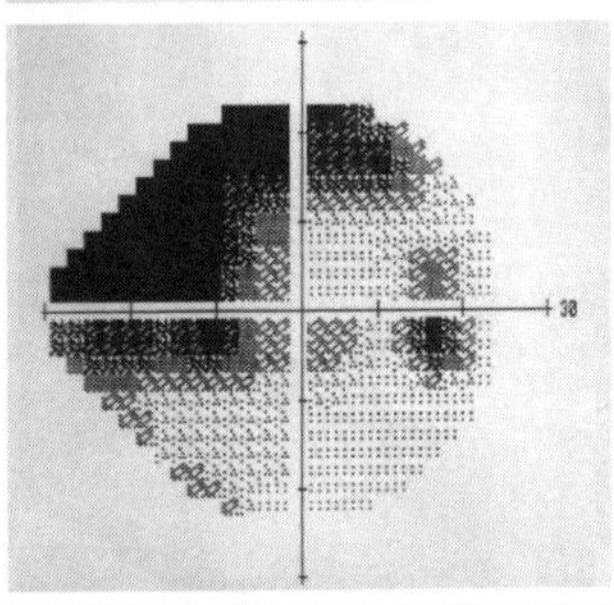

2診 4月26日 -14.52

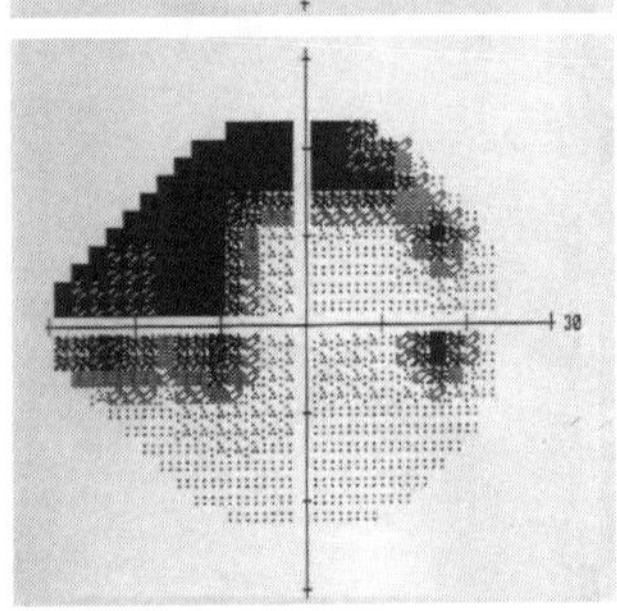

3診 5月10日 -12.97

mean deviation slope:MD slope
(MD値) ○囲み内の領域改善

「ストレスフリー若返り療法」によって、左下の欠損域が徐々に小さくなっていき、視界が鮮明になりＭＤ値のマイナスも減っています。

2週間後に行われた眼科での視野検査では、欠損域が小さくなり改善がみられています。

そして、4週間後の3診目においては、視野検査にてさらに欠損域が改善されたほか、先述しましたように、目の保護作用があるとされる女性ホルモンのエストロゲンE2や、成長ホルモン、また、IGF－1が分泌亢進しながら、中性脂肪などが顕著に低下し、動脈硬化指数も改善されていることがわかります。

10 若返ると眼瞼下垂も一瞬で治る

眼瞼下垂には先天性と後天性がありますが、先天性は生まれつき、まぶたを開く筋肉や神経の機能が十分でなく、しっかりとまぶたを開けることができない状態を指しています。

他方、後天性眼瞼下垂はまぶたを持ち上げる筋肉の接着部分が弱くなったり、目を動かす神経細胞の信号が小さくなったりして起きると考えられています。

眼瞼下垂は、眼精疲労や、目を無理に開けようとするためにおでこにシワが増え、見た目にも顔の老化を早めることもあるとされています。また、眼瞼下垂による不眠や肩こり、目まいなども併発するとされるのです。

眼瞼下垂は年齢を重ねるうちに、ほとんどの人に知らず知らず起きている症状の1つです。

筆者もそんな意識はまったくありませんでしたが、「ストレスフリー若返り療法」を実施しているうちに、右目のまぶたがリフトアップし、目がパッチリしたのは驚きでした。

つまり、いつの間にか加齢による眼瞼下垂を起こしていたのです。

後天性眼瞼下垂の治療を主目的とした「ストレスフリー若返り療法」を実施したのは一例ですが、どの症例でもわずか1回で目がパッチリ開くのは同様です。

特に、眼瞼下垂によって目が見えないくらいに陥った82歳の方の回復は衝撃的でした。この方への施術も、「ストレスフリー若返り療法」による左足裏F点、左足の三里、右N点、左P点への間欠的な心地良い温熱照射をすることでした。

この方の眼瞼下垂は気の毒なほど重症で、手でまぶたを上げないと見えない状態でしたが、わずか30分後にはまったく正常な状態に改善されて、喜びと感謝に包まれたのです。

ほかの症例も、施術の翌朝に長年の白内障と眼瞼下垂が一掃されています。

「ストレスフリー若返り療法」による眼瞼下垂の治療と、手術による眼瞼下垂の治療とは大きく異なります。

手術による眼瞼下垂治療は、その治癒が一時的なもので、再発の可能性を有しています。

他方、「ストレスフリー若返り療法」の特徴は、手術による治療と異なり、眼瞼下垂の原因を一掃する根治治療であることです。そして、筆者が開発した独自の人類未知の体表点3点と左足の三里に、金とアルミからなる直径1・5ミリメートルの小さな導子で、やけどしない48℃未満の心地良い温熱を照射することで始まります。

すると、開始わずか1分で頭部を含む全身に、2～4倍もの大幅な血流増が起こるのです。

それだけではありません。豊潤な血流によって、私たちの筋肉だけでなく神経組織や全身の60兆以上にも及ぶ全細胞に、酸素と栄養が供給され活性化するのは自明の理です。

また、「ストレスフリー若返り療法」は、私たちの身体のほとんどの組織の再生や修復に必須である成長ホルモンの分泌亢進が起きることが大きな特徴です。

「ストレスフリー若返り療法」によって起きる豊潤な血流や、成長ホルモンの供給によって、まぶたを動かす筋肉や、神経組織の損傷修復や萎縮修復を一瞬にして成し遂げているのは想像に難くありません。

難病パーキンソン病が治せたらすべての病気は治ると考えた筆者の仮説は、眼瞼下垂でも証明されたと考えています。

11

医学の常識をくつがえす女性ホルモンの秘策

いつまでも若く美しくと願うのは、すべての女性の願いです。

そのカギを握るのは、本書で繰り返し述べてきた「血流」と「成長ホルモン」であることは論をまちません。

それに加え、女性の永遠の願いである「いつまでも若く美しくそして、女性らしくありたい」という想いのカギを握るのは、女性ホルモンといえます。

女性ホルモンは卵巣で作られ、その人の一生の間に分泌される女性ホルモンの量はわずかスプーン1杯くらいといわれています。

女性ホルモンには、エストロゲン（卵胞ホルモン）とプロゲステロン（黄体ホルモン）があります。

この2つの女性ホルモンは、女性らしさに特に関わるホルモンとして、乳腺を発達させたり、女性らしい身体作りや子宮内膜を整えて妊娠の準備をしたりして、女性の心身に大きな影響を与えるといわれていますが、閉経前後から激減し、以後は枯渇するとされています。

女性がイライラしたり、急な発汗があったりするなど更年期障害が起こるのは、この時期と一致しており、エストロゲンE2は加齢とともに激減して女性らしさを失わせるとされています。

そして、閉経後はエストロゲンE2を増やすことはできないというのが、現代医学の結論です。

しかしながら、「ストレスフリー若返り療法」であるF点・N点・P点への心地良い間欠的熱刺激によって、このエストロゲンE2の分泌亢進が起きることがわかってきました。

筆者たちのストレスフリー研究被験者の方のうち、50歳以上の閉経された方は、エストロゲンE2の増加とともに、月経の復活が報告されており、これは若返りの一端

「ストレスフリー若返り療法」による エストロゲンE2の増加

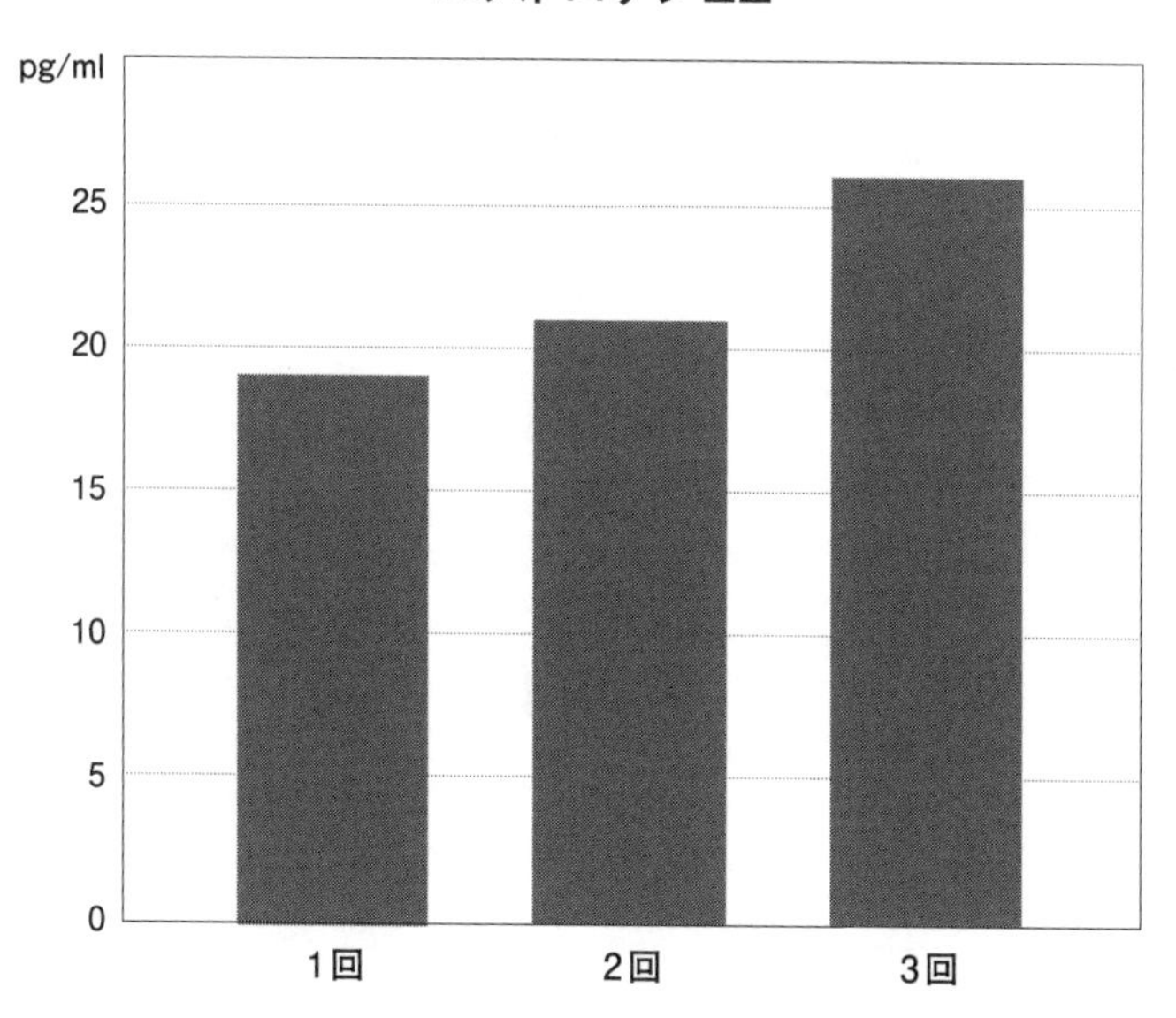

繰り返し紹介させていただきます。加齢とともに減り続ける女性ホルモンのエストロゲンE2の分泌量も、「ストレスフリー若返り療法」によって増加します。

だと思われます。

正に、内面から沸き上がる若返りであり、すべての女性の願い「いつまでも若々しくきれいでありたい」という夢と、「穏やかに老いる」という理想に近付けたと考えています。

12 若返り、肌が潤いシミが消える

「ストレスフリー若返り療法」を実施すると、すべての人々のシミがとれ肌に潤いや光沢が現れてきます。それを可能にするのは、筆者が発見したP点への熱刺激によって起こる顔面や脳への2倍以上の血流増幅です。

私たちの肌は、常に皮膚の中で新しい細胞が生み出され、古くなった細胞が垢となってはがれ落ちるというサイクルが繰り返されているのです。

この肌の生まれ変わりをターンオーバーと呼んでいます。

ターンオーバーとは皮膚の新陳代謝のことをいうのです。このターンオーバーの起こる周期は、成長ホルモンの分泌がピークとなる20歳くらいでは28日、30代・40代になってくると、40日以上かかってしまうといわれています。

皮膚の再生、成長を促す成長ホルモンの分泌が年齢とともに減少すると、この皮膚のターンオーバーが遅くなり、本来、自然にはがれ落ちるはずの角質が肌表面に残りやすくなり、肌が荒れたり、滑らかさが失われて肌荒れが起こりやすくなったりすると思われます。

また、シミの正体は紫外線やストレスによって増加したメラニンが肌に沈着したもので通常はターンオーバーによって排出されるといわれていますが、本当はまだよくわかっていないというのが実情です。

加齢により成長ホルモンの分泌が減少すると、ターンオーバーが乱れてシミが残りやすくなると考えられます。

「ストレスフリー若返り療法」は、P点への心地良い間欠的な熱刺激によって、顔面を含む頭部への2〜4倍もの大幅な血流増を果たしました。

また、N点への同様の刺激では、成長ホルモンの分泌亢進を果たした結果、老化により40日以上もかかっていた顔面の皮膚のターンオーバー、つまり、肌の新陳代謝を正常化して、シワの改善やシミの消失など皮膚の若返りを果たすと考えられます。

13 若返ると髪が生えてくる

私たちの身体には通常、全身で500万本の毛が生えています。

そのうち、頭髪は10万本といわれており、1日あたり0・3ミリメートルの割合で2〜5年間にわたって伸び続けているのです。

毛の成長が続いている間は、毛根は毛包(もうほう)の毛母基に強固に付着しているのですが、

毛の成長サイクル

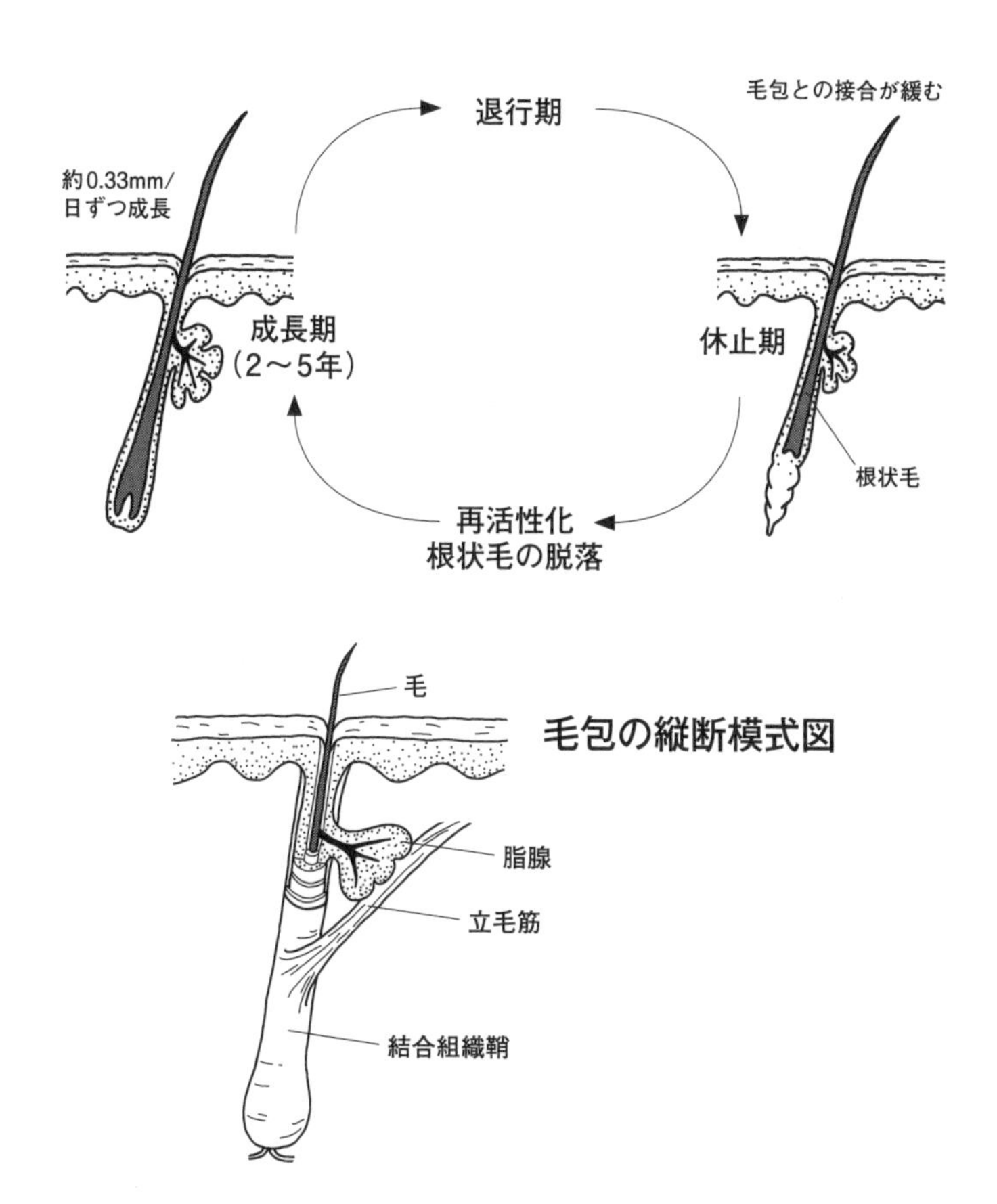

このサイクルで毛根が髪を作れるのは約40回まで。正常時は2～5年かかるサイクルが、加齢による血流低下と成長ホルモンの分泌減少が原因で数カ月に縮むと毛根の寿命が早まり、その結果、毛髪が少なくなります。

毛髪の成長サイクルの終わりになると、毛包は不活性になり縮小し、やがて毛根との結合が失われて抜け落ちることになります。

健康な成人でも、毎日50本の毛髪が失われているとされていますが、頭皮へのストレスによる血流低下を主体にして、薬剤・放射線などによって１００本以上の毛髪が失われていくことがあります。

特に男性では、体内を循環している性ホルモンの濃度変化が頭髪に影響し、終毛から生毛への変化によって脱毛が生じやすくなります。

これが男性型脱毛で、いわゆる若はげが生じることになります。

他方、年齢を重ねると毛髪が少なくなっていくのは、生活習慣病や諸々の病気が起きやすくなる原因と同じで、ズバリ血流低下と、加齢とともに生じる成長ホルモンの分泌低下によると筆者は考えています。

私たちの毛髪のサイクルには2年から5年の幅がありますが、2年と5年とでは髪の数に大きな差異が生じます。

つまり血流低下を主体とした老化によって、毛髪の成長サイクルは短くなっていき、毛髪の量が低下していくと考えられます。

そのことは、私たちの毛髪の解剖学的環境を見ると一目瞭然となります。毛の元となる毛包の基底部の上皮は、毛細血管や神経を含む結合組織が取り巻いているのです。

つまり、豊潤な血流によって髪は生きながらえるとともに、この血液と成長ホルモンなどの正常な供給によって基底細胞が分裂して生じた細胞が、毛として発達中の髪の一部として供給されていくのです。

髪の生成過程でも細胞の分裂を必要としますが、ここでも成長ホルモンの存在なしでは髪の生成は起こり得ないことがわかります。

老化によって髪が失われやすいのは頭頂部が顕著ですが、このことは立位歩行の人類では解剖学的に血流の供給が不利になることに起因しています。

これも、血流によって髪がコントロールされている証拠といえるのです。

毛髪は、植物の中の球根植物と似ています。

球根植物とは、ダリアやチューリップのような球根が元となって毎年毎年生きながらえ、春になると芽を出し、花を咲かせる植物のことをいいます。

毛髪は1本1本寿命があり、前述のように2年から5年のサイクル（毛周期という）によって成長しては抜け落ちます。

けれども、球根植物のように同じ毛根からまた、新しい髪が生えてくるというサイクルを繰り返しているわけです。

この毛根のヘアサイクルは40回といわれており、それを終えるとその毛根は髪を作れなくなるため、髪は二度と生えなくなることになります。


正常時は2年から5年のヘアサイクルが、血流低下と成長ホルモンの分泌低下が起きると一気に毛髪の寿命が数カ月になって、40回という発毛サイクルをどんどん使い切ることにより、毛根の寿命が尽きて毛髪が失われることになるわけです。

さらに、血流低下と加齢により分泌の減少した成長ホルモンによって、本来植物の球根のように皮下に存在する毛根の細胞分裂ができにくくなり、毛髪が生成できなくなる環境に陥ることになると思われます。

髪の健全な存在は、ヘアサイクルの延長と、毛根の正常な発芽作用を促す豊潤な血流供給と成長ホルモンの分泌亢進に委ねられているといえます。

筆者は10年以上前から育成していた著名柔道選手の世界柔道選手権での、予選敗退の心の痛みを共有するために剃髪(ていはつ)にしています。毎朝カミソリで剃髪にするわけですが、髪の生え方の違いが如実に実感できるのです。

「ストレスフリー若返り療法」にしてからは翌朝の髪の再生が著しく、下から頭頂部に向かって強烈に発現するようになってきました。

髪の毛の伸びも大きく硬くジョリジョリになり、著しい量の髪の再生が起きて驚かされています。

14

若返ると白髪が黒くなる

2021年6月に入って、筆者は朝の洗面所で自分の眉を見て驚きました。70代に突入してから眉に白毛が混じるようになり、さすがに寄る年波には勝てぬと自虐的に見ていました。

ところが、眉の白毛がなくなっていたのです。

つまり、筆者が開発した「ストレスフリー若返り療法」は、白髪を治せることが判明したというわけです。

白髪になる原因は、遺伝要素もあり単純ではないとされますが、ズバリいうとしたら頭皮の血行不良が最大の原因だと思います。

髪はもともと色がついているわけではありません。

私たちの頭皮の中にある色素細胞（メラノサイトという）が、毛の元となる毛球の中にありますが、このメラノサイトがメラニン色素を生成して髪を黒くしているのです。

つまり、メラニン色素を生成しているメラノサイトの働きが低下すると、髪に色素が行き渡らなくなって白髪になるということです。

そして、髪の9割以上を構成するタンパク質のケラチンも、メラノサイトが生成するメラニンの色素の元になるチロシンも、いずれも私たちの頭皮に送り込まれる血液によって作られています。

一晩で髪が真っ白になったという話もあります。大きなショックなどによる血流低下が原因となることは想像に難くありませんが、これは身の回りに起きたショックやストレスの大きさを伝えようとして使われる誇張表現なのです。

なぜなら、毛そのものは眉や皮膚の表皮と同じように、不活性であり死んでいます。色調の変化は徐々に起こるため、一夜にして髪の長さ全体が白くなることはあり得ないのです。

白髪の原因となるメラノサイトの働きの低下は、老化とともに起きる成長ホルモンの分泌低下と血流低下が基盤になっていると考えられます。

筆者の眉の白毛も、筆者が開発した「ストレスフリー若返り療法」によって起きる、頭皮への血流アップと分泌亢進した成長ホルモンの働きによって解決したと考えています。

第2章

人体からストレスをとると何が起きるのか

1 B・O・バーンズ博士の示唆

前述しましたように、アメリカの医師 B・O・バーンズ博士の1冊の著書から、筆者は生涯のミッションを得ることとなります。B・O・バーンズ博士は、人が備えるべき体温の重要性を述べています。

創造主は、私たちの体温をあらかじめ36・50℃~36・80℃と定めたのです。この、36・50℃を下回ると、数々の病気が起き始めます。そして体温を下げる一切の原因は、甲状腺ホルモンの分泌低下によると博士は喝破したのです。

人間の体内にある分泌腺は、私たちが生きていくために重要な働きをしています。ある特定のエリアだけに及ぼす役割を果たす唾液腺や涙腺などと異なり、内分泌腺は血液の中にホルモンを分泌させ、そのホルモンは血液によって身体のすみずみまで運ばれていきます。

脳の下垂体からは、成長、出産時の子宮の収縮、母乳の分泌などに影響を与えるホルモンが分泌されています。また、腎臓（じんぞう）の上には副腎（ふくじん）がありコルチゾール、ストレスに反応するアドレナリンなど必要不可欠のホルモンがたくさん分泌されています。

さらに脳の中の松果体（しょうかたい）といわれる部分は、神経や脳の働きに関連するホルモンを分泌しています。

このようにすべての内分泌腺は、私たちが生きていく上で欠かすことのできないたくさんのホルモンを分泌しています。

その中の1つ、甲状腺は喉の前方、いわゆる「アダムのリンゴ（喉仏）」のすぐ下の位置にあり、小さなチョウの形をした重さわずか1オンス（28g）とされていますが、日本人では10～15gです。

私たちは口から食物をとり、消化吸収して食物をエネルギーに変化させ、それを60兆以上の細胞に酸素やグルコース、脂質とともに供給して生きています。これが代謝であり、この代謝をコントロールしているのが甲状腺ホルモンなのです。

この甲状腺から分泌されているホルモンは、年間を通してもスプーン1杯分にも満たないといわれていますが、身体の熱を生み出す重要な役割を担っているのです。

さらにこのホルモンは、血液の循環や血液量の維持に重要な働きをしています。またそれだけでなく、筋肉を健全に維持する上でも重要な働きをしているといわれています。

甲状腺機能の極端な低下によって、重要な身体的障害を起こすことは古くから知られていました。甲状腺に障害をもって生まれてくる「クレチン症」は、発育障害や知的障害を起こすのです。

幸いなことに、極端な甲状腺機能低下は滅多に発生することはないとされています。しかし、中程度あるいは軽度の低下は極めて多く発生しているとみられているのです。甲状腺ホルモンのわずかな低下でも、人によりさまざまな病気として発症していきます。

頻繁な頭痛、さまざまな皮膚トラブル、慢性の炎症を伴った角化症の乾癬(かんせん)などが引き起こされます。さらに、繰り返し起きる風邪などの感染症、また副鼻腔、扁桃、耳などへの感染を多く引き起こすとされています。

それだけではありません。心臓発作は甲状腺ホルモンを投与している人には発生しにくいことや、がんの発生もなかったことが博士の著書には記されています。

そして派生して、精神的な変調を伴う「塞ぎ」や、ストレスから誘発される情緒の乱れは「うつ」となって自殺願望まで進展していくのです。

また、いわゆる生活習慣病の高血圧症や糖尿病、そして数々の整形外科疾患まで及んでいくことが記されていました。

その根拠にあるのが、血流低下と低体温なのです。

2 甲状腺への温熱刺激

B・O・バーンズ博士の示唆から、筆者は喉仏の下の甲状腺の体表部に刺激を与えたら、甲状腺が自律的に正常化するのではないかという大胆な仮説を立てました。

当初は鍼で進めましたが、筆者の信念である「医学的治療は、安全で心地良く、最小の刺激で最大の効果を生むものでなければならない」という見地から、心地良くやけどをしない温熱刺激に変化していきました。そして、この心地良い温熱を甲状腺に与えたらどうなるのかという未知の体験を進めることにしたのです。

甲状腺の体表部に熱刺激を与えるや否や、今までの医学的常識では考えられない現象が起きることがわかったのです。

3 「ストレスフリー療法」を発見

喉仏の下部にある甲状腺の体表部から、48℃未満のやけどしない心地良い温熱を間欠的に与えると、血中のストレスホルモンといわれるＡＣＴＨ（副腎皮質刺激ホルモン）やコルチゾールなどが一様に低減することがわかったのです。
これらの現象や結果、つまり未知の体表点に心地良い熱刺激を間欠的に与えることによって生じる、ストレスホルモンが有意に低下する現象を「ストレスフリー」と呼称することにしました。

また、「ストレスフリー」によって効果として生じる血圧や中性脂肪、コレステロールの正常化や、血糖値の正常化などの医学的効果を期待して行う一連の医療行為を「ストレスフリー療法」と命名しました。なお、「ストレスフリー」は筆者により医療分野の商標登録がなされています。

このように、筆者は甲状腺体表部に心地良い温熱を間欠的に与えることによって「ストレスフリー」が起きることを発見しました。

しかしながら筆者は、私たち人体の器官に継続して、熱刺激やそのほかの刺激を与えることは、リスクを伴うと懸念していました。従って、甲状腺の体表部に熱刺激を与えると生じる「ストレスフリー現象」と同じ現象を起こす、未知の体表点を探究することにしたのです。

その拠り所は「皮膚が今までの医学や生理学的知見よりも、はるかに高度な能力を有し、特定の皮膚は脳と同じように反応し考え行動する」という独自の仮説を打ち立てていました。

そのヒントは、発生学的に皮膚が、脳や高度な技能を持つ内耳の有毛細胞などと出発点を同じにしているという事実です。

そして限りない「ストレスフリー」の探究の旅は苦渋を重ねながらも、足裏にA・B・C・D・E・F・Gという7つの未知の体表点を探し当てたのでした。

これらの7点の中でも、F点と呼ばれる体表点は幅広い効能がみられ、このF点を私たちは「究極のツボ」と呼ぶことにしました。

4

人類未知の驚異的現象

B・O・バーンズ博士の著書に示唆を受けて、甲状腺ホルモン投与に匹敵、いや、それ以上の効果を、「ストレスフリー」の研究により見い出していました。

足裏の究極のツボF点です。

さらにその医療技術は進化して、左右足裏F点のみへの間欠的温熱刺激よりも、旧来の東洋医学の著名なツボである「中脘（ちゅうかん）」と、「左足の三里」を加えた4点に間欠的に熱刺激を与えると、2倍以上の効果を生み出すことがわかったのです。

筆者はこれを「ストレスフリーハーモニー効果」と呼んでいます。

筆者が発見した「ストレスフリー療法」は、100年前にカナダの生理学者セリエ博士が提唱した「人類の病気はストレスによって起こる」という、ストレス病因説に添う医療技術といえると思います。

しかしながら、「人体からストレスをとったら何が起きるのか？」という、人類未知の現象に対し、「ストレスフリー療法」は、発達著しい現代医学が成し得ない驚くべき現象が現れることだったのです。

筆者が探究した「ストレスフリー療法」は、左右足裏の究極のツボF点と左足の三里、中脘の4点にやけどしない心地良い温熱刺激を間欠的に送ると、わずか1分で、次の3つの現象が100％の確率で起こることを発見しました。

①血中のストレスホルモンであるコルチゾールが100％の確率で低減する
②腸管の蠕動運動の亢進
③末梢の血流が2〜4倍に増幅する

この3つの現象は、今まで実施した10万を超える臨床から100％の確率で起きることがわかっています。

これらの現象は、胃や腸管の機能の正常化とともに、ＶＥＧＦ（血管内皮細胞増殖因子）が顕著に増加することから、血管の弾性や血管内皮が著しく改善され、血圧の正常化とともに大幅な血流増が起きるとみられています。ここでいう正常化とは、血圧の高い人は正常値に近付き、低血圧の人は限りなく正常値１２０に近付くという現象を指します。

このことは先哲の教えに従えば「調和をなす」ということなのです。

さらには、血中インスリン濃度が低下し、いわゆるインスリン抵抗性が改善されながら、血糖値やＨｂＡ１ｃが正常化するなど、著しい医学的効果が示されています。また、ほとんどの患者様が異口同音に報告されるのは、睡眠の著しい改善と消化器系の正常化や便秘の改善なのです。

5 「ストレスフリー器」の開発

「ストレスフリー器」を開発していく上で最も大事にした概念は、「医学的治療は安全で心地良く、最小の刺激で最大の効果を生み出すものでなければならない」ことでありました。

この背景には西洋医学、東洋医学ともに、外科的皮膚の侵襲（しんしゅう）や鍼による皮膚の切皮、また灸による焼灼（しょうしゃく）などのすべての医学が、個体に対しての何らかの代償を求めてきた事実があります。特に、戦前の東洋医学の巨星、澤田健先生は、灸の焼灼による熱さや瘢痕（はんこん）も必要悪と断じています。

筆者は、今までの医学が求めてきたこれらの個体に対する代償を、払拭（ふっしょく）することを目指しました。

「ストレスフリー器」と命名した治療器は、4つの導子を持つこととし、その導子は、筆者が独自に探求した両足裏F点（究極のツボ）と、古来より優れた治療点として知られる左足の三里と、腹部の中脘というツボに装着することになりました。

足の三里というツボを刺激すると、胃が動き始めるのはよく知られている現象です。また、胃炎、胃下垂をはじめ、胃痙攣などの胃疾患、さらにはヒステリーやうつ病などの精神疾患、鼻疾患、坐骨神経痛などに幅広く効果が知られる名穴です。

そして中脘は、人体には14のツボの流れがあるとされますが、そのうちの3つの流れが生じるところとされ、腹部腸管の司令塔的役割を果たすとされています。

そのようにして、「ストレスフリー器」の基礎的条件は、

①4つの導子を備えること

②やけどを起こさない48℃未満の心地良い伝導熱を30分から60分、間欠的に加えること

③伝導熱パターンや熱波形は科学的な検証を行って決めること

などとして、多方面の検討が行われたのです。

そして、これらの科学的検証、つまり体表に与えられる波形やパターンは、生体に諸々の影響を与えることを明らかにしました。

それらの科学的検証を要約すると次のようになります。

①温度は48℃未満のやけどを回避できる心地良い熱刺激が極めて有効で、循環機能や、自律神経機能に大きな影響を与えることが明らかになった
②左右同時に、同じ温熱パターンの方が有効で、ハーモニー効果を生む
③昇温カーブはなだらかで、ピーク後急峻な温度降下が有効であること

このように、昇温カーブは急峻な温度降下が望ましいことを筆者たちは発見し、これらの科学的検証の知見を「ストレスフリー器」に組み込むこととなったのでした。

加えて、放熱性（熱伝導性）に最も優れた金属であるアルミを導子に採用することに結びついたのです。

さらに4つの導子のうちの半分、つまり2つはアルミに純金をメッキして採用した

のです。金属のうち、最も電位差のある金とアルミを採用することで、イオン化傾向による微弱電流を発生させ、より治療効果を高める狙いがあったわけです。

筆者が開発中に決して譲れなかったのは導子の大きさでした。

その論拠は発生学的に皮膚が、脳や高度な技能を持つ内耳の有毛細胞などとともに、出発点を同じにしているという事実です。そこから、特定のその皮膚細胞に限りなく迫るために、より小さな接触面積が得られる直径1・5ミリメートルの「点状」の温熱導子の採用に結びついたのです。

この開発を通じて、先ほど述べた「皮膚が今までの医学や、生理学的知見よりもはるかに高度な能力を有し、特定の皮膚は脳と同じように反応し、考え、行動する」という筆者独自の仮説が確信に変わったのでした。

そして、これらの技術や知見は、余すことなく「ストレスフリー器」に採用され、特許申請がなされ類似の商品との差別化がなされています。

D波形の優位性

温熱パターンの違いによるインスリンの変化 D波形の優位性

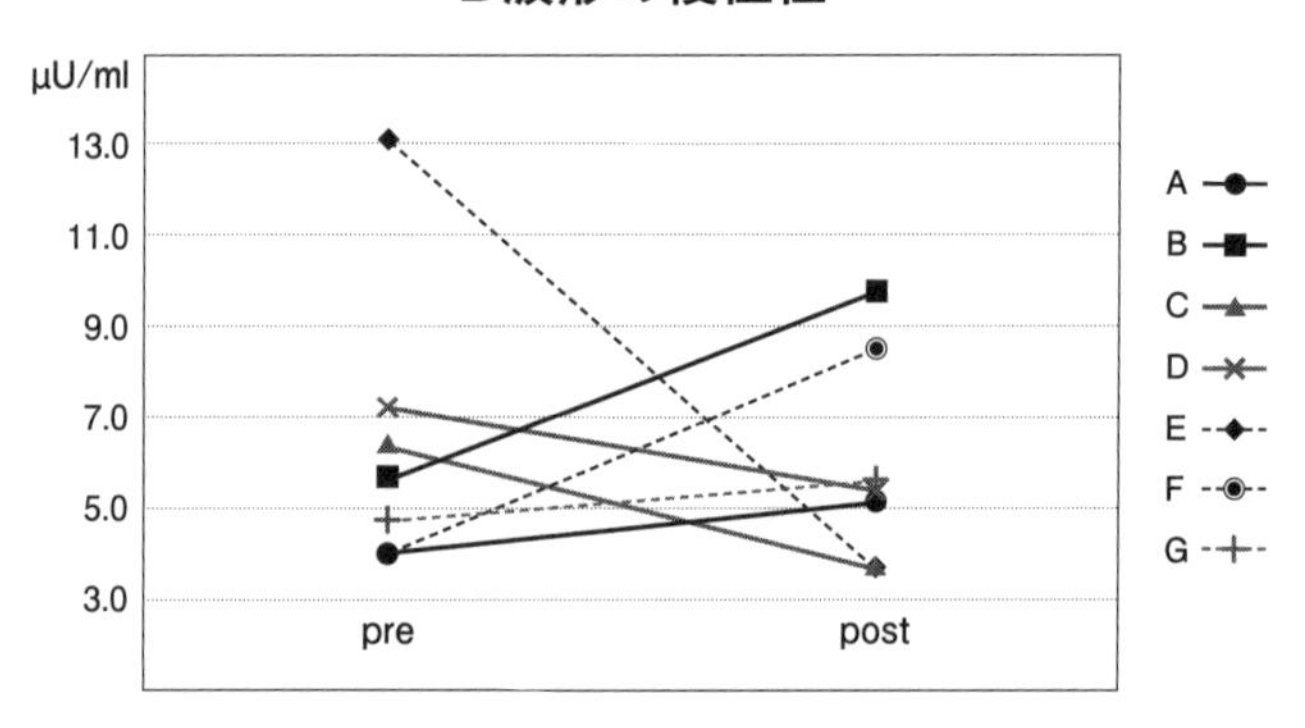

温熱パターンの違いによるコルチゾールの変化 D波形の優位性

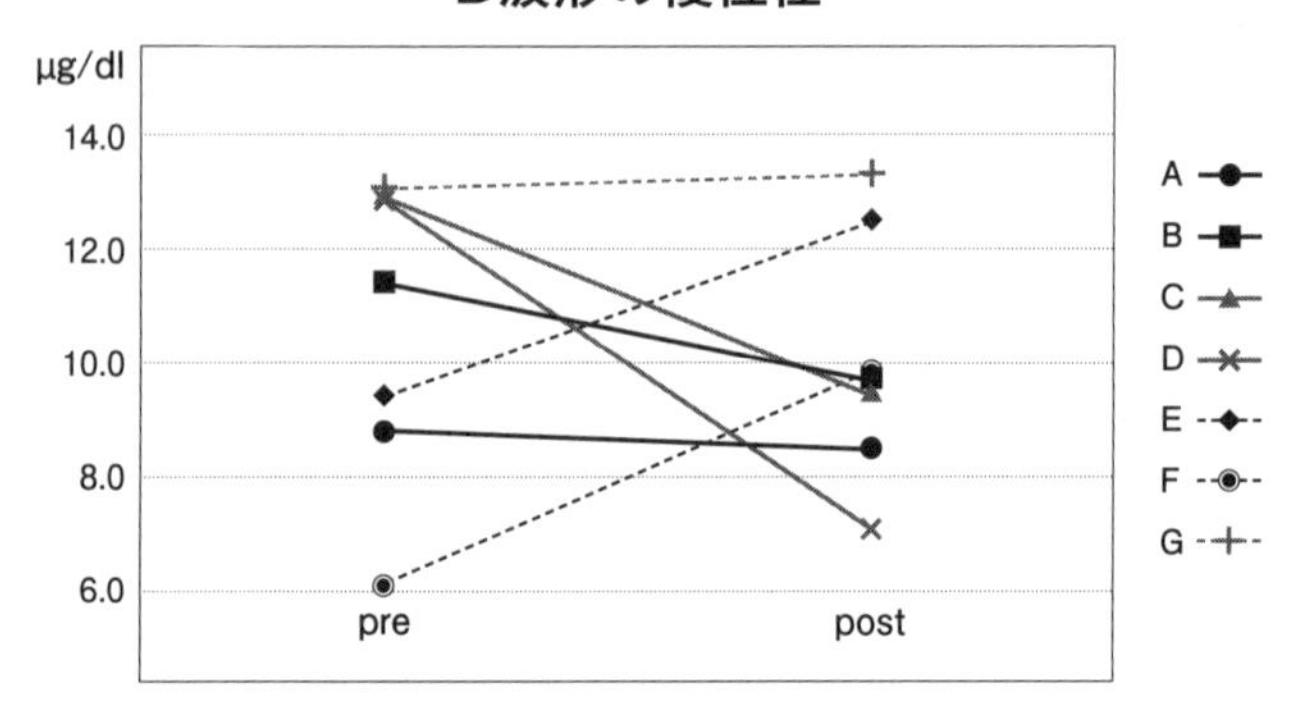

「ストレスフリー器」の伝導熱を、A～Gの異なる複数の波形パターンで加えたところ、D波形（次ページ下）がインスリン、コルチゾールともに効果的に分泌量を減少させることがわかっています。

温熱パターンの違いによるACTHの変化
D波形の優位性

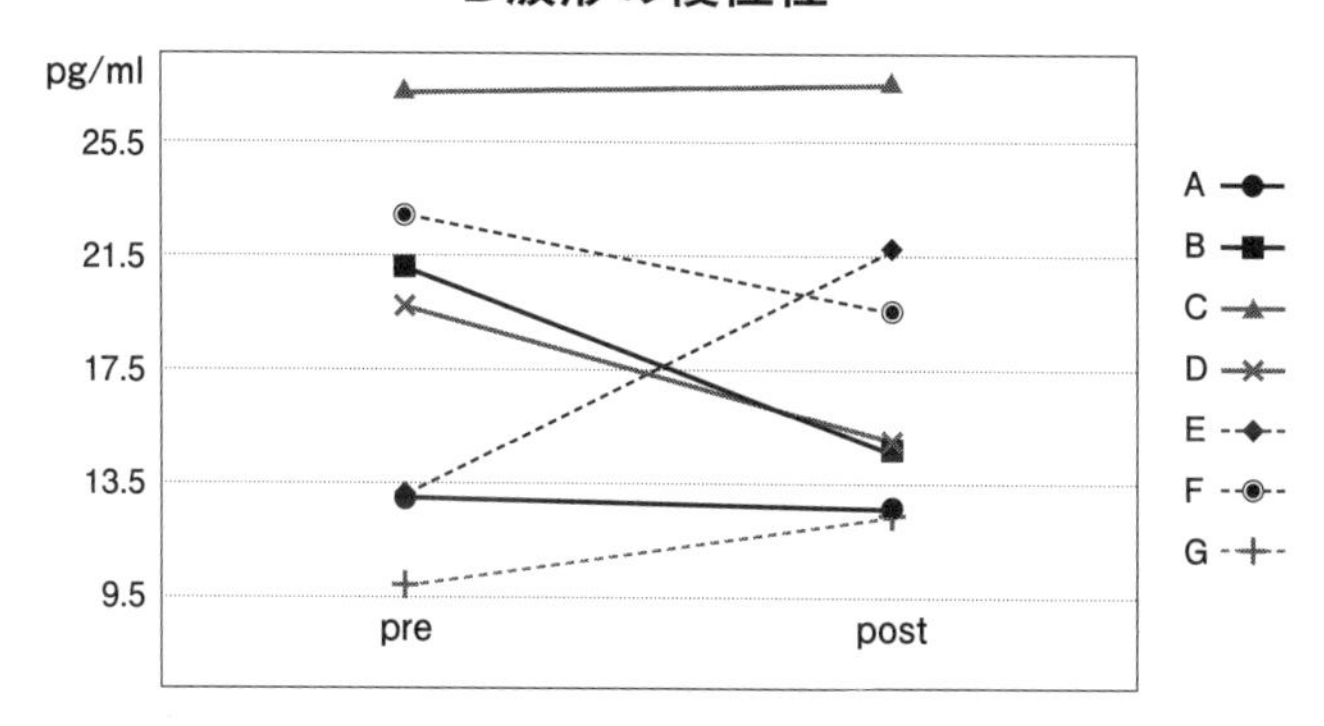

最も効果のあった熱波形　D波形

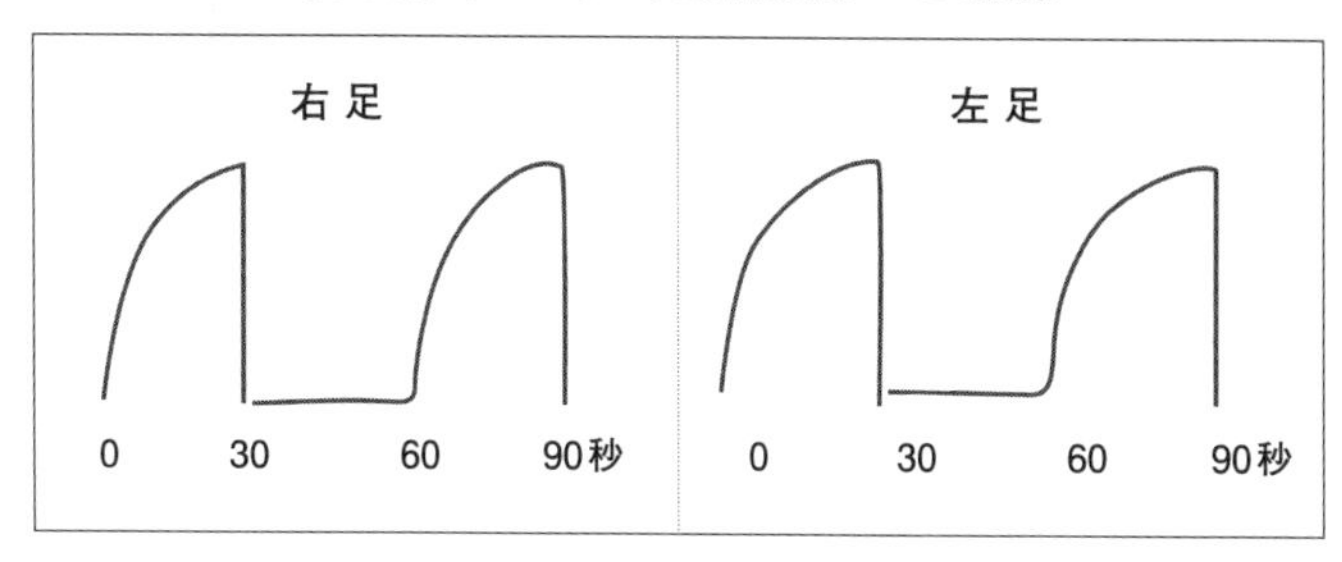

ACTH（副腎皮質刺激ホルモン）もD波形の伝導熱により効率よく減少。また、下の図はD波形を表したものです。伝導熱は両足に同時に加えるほか、徐々に温度を上げ、ピーク後には急激に下げるものがD波形です。

6

東洋医学をしのぐ効果

ところで、二千年を超える東洋医学の根幹をなす鍼灸（しんきゅう）療法と、科学的に検証された心地良い温熱を供給する「ストレスフリー器」とはどう違うのでしょうか。

筆者たちは、この趣旨に沿って比較実験を進めました。

何とその効果たるや、二千年の歴史に裏打ちされた鍼灸よりも筆者たちが開発した、心地良い温熱を皮膚に間欠的に与える「ストレスフリー器」の方が、はるかに優れている事実が明らかになったのです。

特に、私たちヒトや動物の病気の主因とされるストレスを取り除く項目は重要で、「ストレスフリー器」の心地良い熱は、圧倒的優位であることがわかったのです。これらの知見は、重大な意味を持つことになります。

筆者の医学的治療の概念は、前述したように「医学的治療は安全で心地良く、最小の刺激で最大の効果を生み出す」ことでした。それは、鍼による痛覚や独自の「ひびき」と呼ぶ感覚、また灸による耐え難いまでの焼灼熱、さらにはひどいその瘢痕でさえ必要悪と断じた、戦前の東洋医学の巨星、澤田健先生を凌駕（りょうが）したことを意味します。

筆者は「ストレスフリー療法の開発」には、常に科学的検証が必要であると主張してきました。新しい法則や真理は常に限りない再現性を有し、批判や検証に晒（さら）されなければならないという覚悟と認識があったからです。

翻（ひるがえ）って、二千年を経て脈々と受け継がれてきた東洋医学は、近年とみに発達した自然科学の洗礼を受けることなく、ずっと続いてきたことは否めません。

今日の学問はすべて、科学的思考によって成り立っていると考えますが、東洋医学のうち、その中心的位置をなす鍼灸術は特に東洋的ともいえる自然哲学的思想が基盤になっています。

実際、東洋医学は、いまだ二千年も前の古典医書を拠り所として成り立っているともいえます。

これについては、澤田健先生が『十四経絡発揮』を盲目的に信じ、それを実行することが必須であると断じられているところに、すべてが物語られていると思います。

しかしながら恐れ多くも筆者は、それらのことを無批判に受け入れるわけにはいかないという独自の強い信念がありました。

このように筆者は、東洋医学における古典やそれらの基本的法則、さらには東洋医学の代表的な経絡（けいらく）やツボでさえも新たに検証し、探究すべきであると考えています。このことは、東洋医学を科学的に検証して、玉石混交（ぎょくせきこんこう）の中の珠玉（しゅぎょく）だけを、取捨選択して供さなければならないという筆者の願いに端を発しています。

繰り返しになりますが、筆者は今まで東洋の医学が求めてきた個体に対して何らかの代償を払拭することを目指しました。その概念は「安全で、心地良い最小の刺激で最大の効果を求める」というものです。

「ストレスフリー療法」はこの概念に忠実に添う治療法になりました。

この心地良い熱刺激こそ優れた治療効果が得られるという事実は、実験の結果でも実証されたと思います。

「ツボにおける灸の熱い刺激や鍼などの痛覚刺激よりも、心地良い熱刺激の方が、はるかに優れている」という単純でありながら、極めて価値の高い法則が明らかになったと思います。

筆者たちが自らの検証にさらに意を強くしたのは、温熱の強弱によって皮膚の反応は変化しない、つまり私たちが感じないような微弱な温熱に対しても皮膚は反応すると西欧の論文においても断じていることです。

鍼灸治療と「ストレスフリー療法」の比較

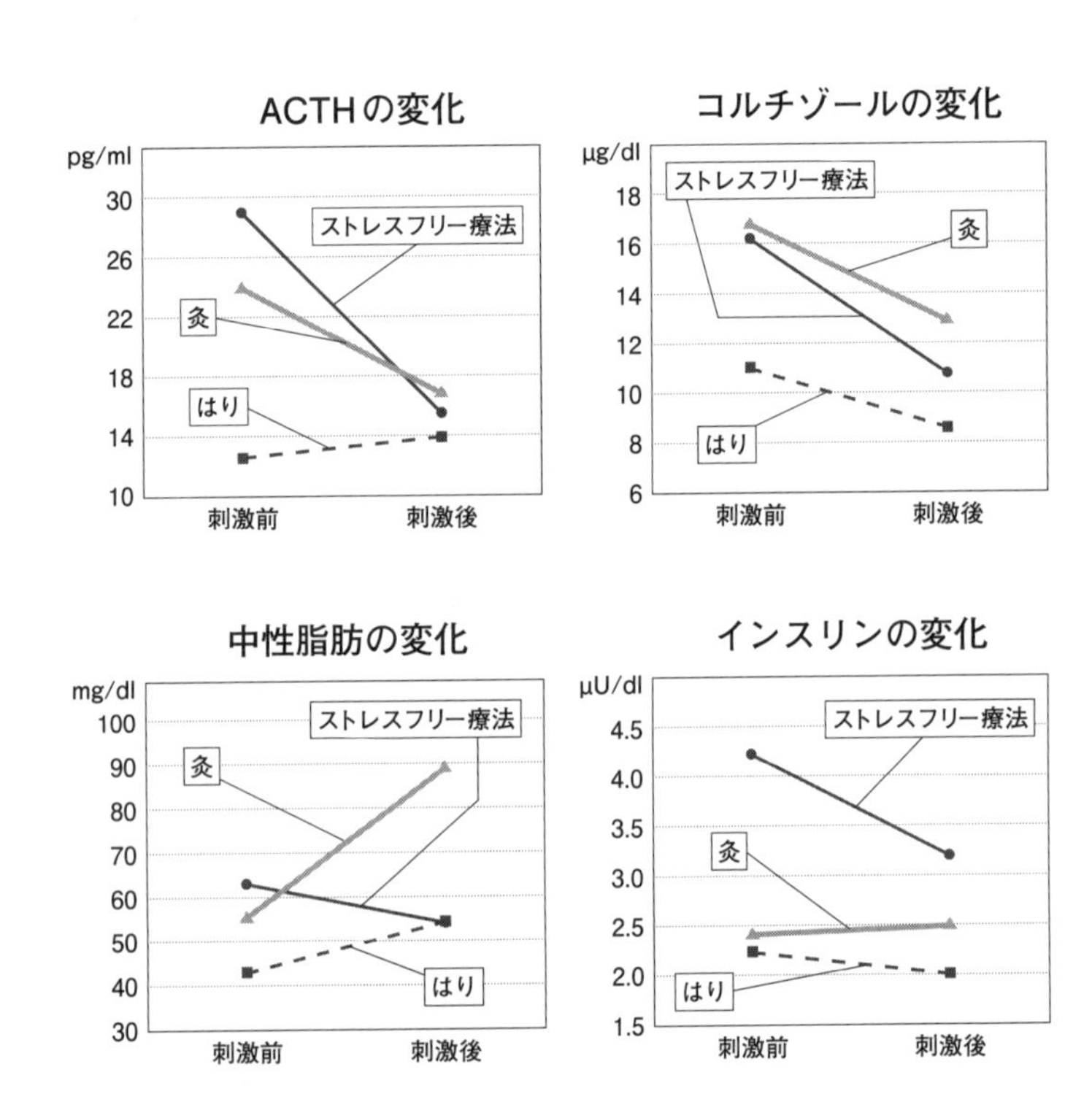

ストレスホルモンのコルチゾール自体やその分泌を促すACTHの分泌量の減少幅が「ストレスフリー療法」のほうが大きく、さらにインスリンや中性脂肪も減っているのがよくわかります。

7

血が巡れば長生き

今から五億二千万年前、エビやカニ、昆虫などの祖先である節足動物の仲間が繁栄していた時代、私たちの遠い祖先になる魚が誕生しました。当時の魚は小さく、極めて弱い存在でした。

ところが、魚には画期的な脳の仕組みが備わっていたのです。

それは外敵から身を守るため、脳が身体を制御し、さらに扁桃体（へんとうたい）といわれる部分が外敵の接近を察知して、ストレスホルモンを分泌するという今までにないシステムでした。

現在の私たちの身体では、ストレスがかかると脳の視床下部から「副腎皮質刺激放出ホルモン（ＣＲＨ）」が出て、脳下垂体に「副腎皮質刺激ホルモン（ＡＣＴＨ）」の分泌を促し、ACTHは副腎皮質を刺激して「コルチゾール」というストレスホルモンの分泌を促します。つまり、視床下部→脳下垂体→副腎皮質という回路でストレスが身体に伝わる仕組みです。

このストレス回路に添うストレス反応は、外敵に出会ったときにいち早く行動して戦ったり逃げたりするための、身体を守る反応なのです。

コルチゾールは肝臓に貯えられているグリコーゲンを糖に変換することで、血中の糖（血糖）を増やして活動の準備をします。

さらに交感神経を刺激し、副腎髄質（ずいしつ）からアドレナリンを分泌させて素早い行動が取れるようにします。その結果、血管に収縮が起こり、血圧が上昇するのです。

五億二千万年前の魚も、私たち人間も、戦いや逃げる準備のためにこうした仕組みを作り上げました。

ストレスホルモンは元来、外敵から身を守るための手段だったのです。

一方、ストレスがかかり続けると、こうしたストレスホルモンの働きにより、慢性的な血流低下、血圧の上昇が起こり、腸の動きも低下します。身体にとって、外敵から逃げたり戦ったりするステージと、消化吸収を行うステージはまったく異なるためです。

消化吸収のためには、血管を収縮させるストレスホルモンを抑制し、消化吸収のためのホルモン分泌を促すとともに、血管が拡張し血流が増幅されることが必要なのです。

子どもから大人まで、私たちは日々ストレスに晒されて生きています。

ストレスが病気の根源であることは、論をまちません。

ストレスがあると、ストレスホルモンであるコルチゾールが過剰分泌されることがわかっています。

私たちが研究開発した「ストレスフリー療法」による「長生きのスイッチ」をオンにすることで、ストレスホルモンであるコルチゾールの値が低下するのが実証されています。これが、大幅な血流の増加をもたらし、本書の冒頭で述べたような驚くべき効果を発揮するのです。

私は以前から、「諸々の病気は血流の低下によって起こる」という仮説を主張してきました。

では、もう一度血流が良くなるとなぜ健康でいられるのかについて説明します。

血液は、細胞1つひとつに栄養や酸素を運んでいます。私たちの身体は60兆以上の細胞で構成されており、それぞれの細胞を活性化させることは、健康を保つために欠かせない要素だからです。

近代医学は「科学」という名のもとに、ドイツの病理学者ウィルヒョウの細胞病理学を出発点として、19世紀、20世紀と探究され、臓器別に専門分化されながら発展してきました。

しかしながら、病気の本当の源流にはすべからく、血流の低下という単純な出発点があったと考えられるのです。

それは、私たち1人ひとりの体内にある血管の広大無辺(こうだいむへん)の分布と、10万キロメートル、地球2周半にも及ぶ血管の長さに由来します。

血管に血液が流れることで、私たちは全身の細胞にくまなく酸素と栄養を供給しています。それゆえに血流が低下するということは、60兆以上に及ぶ私たちの全身の細胞にとって深刻な結果をもたらすのです。

酸素とエネルギーが欠乏すれば、1つひとつの細胞が「生か死か」という選択を迫られるのは必然です。

近代医学があたかも血管に沿うように臓器別医学として分化してきたのも、このことを物語っているでしょう。

8 血流がすべて ~150歳まで生きるマウス~

ここでは東北大学が報告した実験を紹介しましょう。

東北大学の研究チームでは、血管内を透過性の高い滑らかな状態にすることで、極めて血流の良いマウスを遺伝子操作して作り、同じ条件下で飼育した通常のマウスと寿命を比較する実験を行いました。実験によると、血流の良いマウスの寿命は通常のマウスの1・3〜1・4倍になったのです。

これを人間の寿命に換算すると、女性であれば110歳、男性であれば100歳を超えることになります。しかもこの実験の結果は最高値ではなく平均値でした。なかには、人間の年齢に換算すると150歳まで長生きしたマウスもいたというのですから驚きです。

血流の良し悪しが、いかに生体に大きな影響を及ぼすかということだと思います。もう一度いいます。筆者が開発した「ストレスフリー療法」では、治療開始からわずか1分で血流が2〜4倍、増幅します。医療技術として大事なことは、限りない再現性を有することと、安全無比であることだと思います。

10年以上にわたり「ストレスフリー療法」を実施した回数は10万を超えますが、副作用は皆無であり、大幅に血流が増える確率は100%と、限りない再現性を有していることがわかります。

9

「ストレスフリー療法」のメカニズム

「ストレスフリー療法」は、ストレスによって上昇した血中のコルチゾールやＡＣＴＨなどのストレスホルモンを１００％低減させます。

「ストレスフリー療法」を実施すると、腸管の蠕動運動、血中のストレスホルモンの低下と、信じられないほどの血流の増幅がほぼ瞬時に起きるのです。

これら多くの症例から、「ストレスフリー療法」によって何らかの電気的刺激が遠心的に脳の視床下部に到達しているとみられます。

脳の視床下部からの指令で過剰に分泌され続けていたコルチゾールの分泌抑制が起きることで、このような現代医学が成し得ない現象が起こると考えられています。

「ストレスフリー療法」では皮膚上の４点に向けて、同時に金とアルミの直径１・５

ミリメートル未満の導子から、その内部にある極小抗チップ材が発する熱を間欠的に心地良い48℃未満の熱として皮膚に供給します。

するとは皮膚は反応し、考え、行動するのです。

皮膚からの温熱刺激の情報が、瞬時に全身の知覚神経や脈管を駆け巡り、たくさんの遺伝子が縦横無尽に複雑に交絡し合って反応し、血管内皮細胞増殖因子（ＶＥＧＦ）や、血管作動性腸管ペプチド（ＶＩＰ）、また「若返りホルモン」とも呼ばれるアディポネクチンなどが、発現することが確認されています。

ＶＥＧＦを産生する細胞は１０００分の１秒でこれらを産生するとされ、全身を駆け巡る10万キロメートルに及ぶ血管の内皮細胞を、瞬時に入れ替えるほどの能力を有しているとみられています。

これによって再成された血管内壁はツルツルとなり、瞬時に血流が２～４倍に増幅され「ストレスフリー療法」の大きな役割を果たしているとみられます。

同様に、血管作動性腸管ペプチド（ＶＩＰ）も「ストレスフリー療法」によって発現の増加が確認されています。ＶＩＰも最先端の研究者たちが注目している酵素で、血管の柔軟性を高め、血管を広げる作用が知られています。

ＶＩＰは消化管を中心に、膵臓、脳の視床下部で作られることがわかっています。

さらにＶＩＰは内臓の平滑筋を弛緩させ、各種ホルモンの分泌を促すほか、膵液と胆汁の分泌も促進させるとされています。

これらは私たち人類の消化吸収活動に大きく関わっているものです。

またＶＩＰは心臓でも見つかっており、冠状動脈の血管拡張を果たすことがわかっています。実際に、心不全の著しい改善が確認されています。

ＶＩＰの作用効果はそれだけにとどまりません。

腸管の蠕動運動は、腸粘膜上皮細胞であるＥＣ細胞（クロム親和性細胞）に由来します。ＥＣ細胞は胃、小腸、大腸にあり、１つの細胞に大量のセロトニンを含んでいるのですが、このセロトニンは腸の蠕動運動を亢進させることで知られています。小腸の内壁がこすられたり、圧が加わったりするとセロトニンがピュッと出てくるのです。

粘膜刺激によってセロトニンが放出され、粘膜下神経叢および筋層間神経叢が活性化することによって、腸の蠕動運動が引き起こされているのです。ところがEC細胞を刺激するのは、腸内圧の圧覚による力学的作用だけではありません。

実はVIPには、セロトニンの分泌誘導促進作用があることがわかっており、「ストレスフリー療法」を実施すると、腸管の蠕動運動がたちまち亢進するのは、VIPの分泌亢進によるものと考えられています。

10 腸管ストレスフリー反射

分泌されたセロトニンは、腸内で蠕動運動やセロトニン分泌反射を起こすシグナルとして働くだけでなく、腸から脳へのメッセージ伝達にも使われていて、この「ストレスフリー療法」の効果効能に関与する重要な機構がわかってきました。

デビッド・W・アデルソンの新しい研究によると、腸からのシグナルが通る経路である迷走神経内の感覚神経の記録を取ったところ、腸からのメッセージを検知したというのです。

神経によって運ばれるメッセージが記録電極を通り過ぎるとき、微弱な電気変動として検知されます。

彼は高性能コンピューターを利用してこれを解析し、腸で分泌されるセロトニンは、迷走神経内の感覚神経を活性化することを見つけ出したのです。

ＥＣ細胞からセロトニンが分泌されるときは、内部の腸と外部への脳にメッセージが送られていることがわかったのです。

脳に送られるメッセージおよび内容は、まだわかっていません。

しかしながら、このデビッド・Ｗ・アデルソンの論文は筆者を小躍りさせました。

私たち生物にとって、戦いや恐怖から逃避するステージと、消化吸収のための腸管の働きのステージは大きく乖離(かいり)しています。

そのため、戦いや逃避が終わって消化吸収のステージに移ったときには、ストレスホルモンを分泌する扁桃体へ向けて、身体を緊張させ敵に備えるストレスホルモンを抑制する、何らかのシグナルが送られなければならないはずです。

実はこれが迷走神経を介して、扁桃体に到達した心地良い電気刺激ではないかという仮説を、筆者は立てているのです。

これと同様の働きが「ストレスフリー療法」によって起こっていると考えられます。

そこで心地良い電気刺激によって起きる、この腸管から迷走神経を介して扁桃体に伝わる想像もできなかったストレスホルモン抑制反射を「腸管ストレスフリー反射」と命名しました。

セロトニンは、腸管の蠕動運動を亢進させると同時に、迷走神経を介して脳の辺縁両側の扁桃体に心地良い電気刺激として伝えます。すると、副腎皮質刺激放出ホルモン（ＣＲＨ）の抑制が起き、脳下垂体に副腎皮質刺激ホルモン（ＡＣＴＨ）の抑制が起こり、副腎皮質に抑制シグナルが伝達され、コルチゾールの分泌低下が実現するというわけです。

ストレスなどにより分泌が亢進しているコルチゾールを抑制し、それがホメオスタシス（生体恒常性）を実現しているのではないか――。

ＶＩＰの分泌亢進によりＥＣ細胞のセロトニン分泌が刺激され、腸管の著しい蠕動運動が一瞬にして高められた結果、水分や栄養の吸収が高まるのと同時に、ＶＩＰによる血管の柔軟性の高まりと血管の拡張によって、さらにはＶＥＧＦの壮大な働きによる10万キロメートルにも及ぶ全身の血管内壁の性状が、一瞬にして改善され、わずか1分で「ストレスフリー療法」による血流の大幅増が果たされると考えられています。

つまり、「ストレスフリー療法」を実施するとたちまち、腸管の蠕動運動―ストレスホルモンの抑制―血流の大幅増という現象が三位一体（さんみいったい）で起きるのです。

三位一体とは、３つの要素が互いに結びついていて本質においては１つであることを意味しており、さらには三者が協力して一体になることをいうのです。

11

消化吸収の仕組み

私たちの身体は、精妙なる免疫システムだけでなくすべてが極めて精緻で完璧ともいえるシステムで成り立っています。

ここでは人間が生きるための基本ともいえる、消化と吸収の仕組みを話したいと思います。

吸収とは食物を消化、すなわち最小の分子に分解して体内に取り込むことです。口から入った食物は、咀嚼（そしゃく）によって水分を含み、流れやすくなった状態で食道から胃に入り、胃酸により殺菌されると同時に消化されます。

私たちの胃液は鉄をも溶かせる能力を持ち、ステーキなどもドロドロに溶解します。また、食べ物と一緒に口から入った細菌のほとんどを死滅させることができるのです。

このように、強力な酸の生産メカニズムと酸濃度のコントロールは、実に興味深いものがあります。

私たちの胃酸は、塩酸で成り立っています。

塩酸は強力な腐食作用を持っているので、私たちの身体の組織内で保存するのは極めて難しいことになります。

それでは、鉄を溶かし衣服を焦がすような強力な塩酸は、どのようにして作られているのでしょうか。

塩酸の化学式はHClです。

つまり、1個の水素イオンと1個の塩素イオンから成っています。

胃体部と胃底部との壁細胞は、水素イオンと塩素イオンを交互に作り細胞外に送り出し、細胞の外で2つのイオンを合成させ強力な塩酸を作り出しています。

2つの異なる機構が1つの細胞で営まれているという驚異のシステムが、存在しているのです。1つの細胞が指令を受け取ると、交互にまったく異質の水素と塩素を送り出すシステムです。

細胞内では、水素と塩素を個別に格納して静かに待機させ、細胞自身はこの個別に格納した水素と塩素を交互に送り出し、細胞外、つまり胃体部と胃底部で合流させて、強力な腐食酸化作用を持つ塩酸を作り出していたということです。

胃の消化機能は主として胃の出口である幽門部でなされています。

ここでは、胃酸の濃度をモニターしていて濃度が低下してくると、幽門部のG細胞と呼ばれる細胞が、ガストリンというホルモンを血中に放出して、胃体部と胃底部の壁細胞を刺激し塩酸の分泌を促すという、極めて精緻なシステムが存在しているのです。

一方では、高腐食性を有する胃酸を貯溜させながら、粘性の高いアルカリ性の粘液を分泌することで上皮を中性に保ち、胃酸で溶けてしまわないようになっているのです。

また、胃壁はとても伸縮性に富んでおり、貯蔵庫の役割も果たします。

胃壁が大きく体積を広げられることで、内圧を上げることなく食物を貯蔵できるわけです。胃は、胃液も食物も食道や小腸に押し出してしまうことなく、貯めておける極めて優れた貯蔵庫であるといえます。

強力な酸化作用によって酸性に傾いた食物は、胃から出ると十二指腸内で分泌される膵液と、その中に含まれる重炭酸塩によって、一瞬にして中性あるいは弱アルカリ性に変換されます。これは、次の行き先である小腸の上皮を保護するためであり、消化のためでもあるわけです。

膵臓から分泌される消化酵素は、私たちの摂取する食べ物の多くを分解できるといわれますが、中性ないし弱アルカリ性の環境でしか働けないのです。

膵臓はまた、血糖を調節するインスリンを分泌することでも知られています。

こうした酵素の調節機構は、膵臓と小腸における連絡を行う神経網によるといわれていますが、詳しい仕組みはまだわかっていません。

さてこれからは実際の小腸や大腸における吸収の仕組みについて触れていきます。

小腸の表面は、幾重にも重なるヒダによって構成されています。口から取り入れた食物は消化を経て、最小の分子としてここから吸収されるのです。

消化吸収は消化管のすき間からではなく、実は大部分は、上皮細胞の細胞質を抜けてなされているのです。

この小腸の上皮細胞は、私たちの身体を内部（体液の存在する側）と外部（腸内腔）に分けているものです。つまり、腸上皮細胞は私たちの体液が腸管内に漏れ出ないようにする強固な防御壁なのです。

小腸の微繊毛には、毛細血管およびリンパ管が分布していて、ブドウ糖、アミノ酸は毛細血管に、また脂肪酸、グリセリンはリンパ管より吸収されています。

次に、大腸では水分の吸収が行われています。人間の大腸には1日に9リットルの水が入ってくるとされますが、そのうちの約90％を大腸が吸収し、10％が便とともに排出されるといわれています。

私たちの身体の大部分を水が占めており、その割合は胎児で90％、新生児が75％、子どもは70％程度、成人になると60％程度といわれています。

大人になると水分量が減少するのは、生きていくために脂肪が蓄積され、その分だけ水分が減っていくというわけです。

女性の方が水分が少なくなるのは、男性と比べて脂肪が多いことによるのです。さらに、老人になると水分は著しく減少していきますが、これは老化が進むと細胞内の水分量が低下することによるといわれています。

「ストレスフリー療法」は大幅な血流増とともに、腸管の蠕動運動の亢進が顕著に起こることが特徴です。

繰り返しになりますが、筆者は「若返り革命」を果たすには3つの出発点を考えればいいと主張します。

その出発点は、ストレスホルモン低下による大幅な血流増です。さらにその延長線上が、腸管の蠕動運動に求められるとの概念です。

2つ目が、加齢により低下した成長ホルモンの分泌亢進であり、3つ目が目の水晶体の代謝改善です。

これらは次章に譲るとしまして、この3つのそれぞれ異質な役割が果たされることによって若返りが起こることがわかってきました。

それらの出発点は血流であり、そのベースにあるのが腸管の蠕動運動なのです。

腸管の正常な機能とともに、ＶＩＰとセロトニンの連携による腸管の蠕動運動の亢進により、ストレスホルモンの分泌抑制、そして大幅な血流増が果たされているとみられます。

私たち人間は歩くパイプであるという概念が存在します。

これは血管を主体とする循環と、口から肛門までの消化管を総称しています。

「ストレスフリー療法」では、大幅な血流の増加と腸管の蠕動運動の亢進が顕著に起こることが特徴です。

私たち人間や生物にとって生きる術(すべ)の根幹をなすものは、正に血液を主体としたエネルギーの供給とその代謝、また食物の摂取とその消化吸収、排泄に尽きるといえます。

そして、２つの働きを担うのが血流と腸管の蠕動運動であり、この活性化や正常化こそが若返りを果たし、健康に生きる出発点といえます。

実際に、私たちの身体を守る免疫細胞の７割が腸管に存在するといわれています。

私たちは口から食べ物以外にも異物を取り込んでしまうので、腸はそれらの中の有害なウイルス、細菌などの侵入を食い止めるためにも重要な器官なのです。

このように腸内環境の維持と改善は、健康維持に必要不可欠の条件となります。もう一度、言わせてください。食物の摂取から排泄までという過程の部分で、私たちの身体はパイプで成り立っているともいえます。それは口から取り入れて肛門から排泄するまで、すべてが管となってつながっていることに由来します。そのことから、私たち人間は歩くパイプとも形容されるわけです。

その管の一部である腸管の表面には、たくさんのヒダがあります。これが小腸の第1のヒダです。これより小さな第2のヒダは粘膜内にあり、この2つのヒダが合わさって指のような形をした絨毛（じゅうもう）という突起を作っているのです。この絨毛は3000万個もあるといわれ、栄養分を吸収しています。

さらに第3のヒダは絨毛細胞の内側の膜にあります。これらも指のような突起を持ち、絨毛のミニチュアのようにみえることから微小絨毛と呼ばれています。

これらの幾重にも重なったわずか1センチ四方のヒダを平面に開いていくと、その表面積はテニスコート2面分になるといわれます。成人の小腸の長さは6・5メートトルですから体内にあるはずの腸管の表面積は、もはや天文学的な広さであることがわかります。この広大さは、すべて栄養分を素早く逃がさず吸収するためなのです。そして、これらの3000万個の絨毛のすみずみまで毛細血管が張り巡らされ、これら血管のすべてに、神経が寄り添うように張り巡らされています。

すみずみまで血流を巡らせることがどんなに重要か、おわかりいただけたと思います。

12

自己免疫疾患はなぜ起きるのか

第1章でも簡単に触れましたが、自己免疫疾患について詳しく話していきます。

私たちの体内では、およそ2兆にも及ぶ免疫細胞が存在し、それぞれの免疫細胞が役割分担をして全体的には協調し合って、精巧で精緻な免疫システムが成り立っています。

しかも、免疫細胞のパワーが強ければ免疫力が高くなるとは必ずしもいえないのです。

それぞれの免疫細胞が統制され、適切に指示が果たされなければ、全体としての免疫システムは正常に機能しないのです。

このコミュニケーションを担う物質を「サイトカイン」といいます。

もっとわかりやすくいうなら、免疫細胞を動かす暗号としておきましょう。

膨大な2兆にも及ぶ免疫細胞が機能するためには、このサイトカインの働きが重要になります。

免疫細胞は一部を除いて血液とともに体中を巡っています。血流が悪くなると、体温低下とともに病気が発生しやすくなるのは、血流にのって全体をパトロールしている免疫細胞が全身に行き届かなくなるのが大きな原因の1つといえます。

免疫細胞の暗号であるサイトカインの一種に「インターロイキン」と呼ばれるタンパク質があります。インターロイキンは30種類以上あることがわかっており、それぞれ異なった役割があります。前述したように、そのインターロイキンの1つインターロイキン10が、筆者たちが開発した「ストレスフリー療法」によって強烈に発現することがわかってきました。これらの筆者たちの研究に関しては、2016年に欧米の科学ジャーナル「LASER THERAPY」に掲載されました。

しかも、このインターロイキン10を活性化する技術は世界で初めての技術であり、後述しますように、多岐にわたって今後この技術が重要視されるようになると考えています。

免疫細胞が誤って自己を攻撃したり、自己の組織に誤って免疫細胞が反応して病気が起きたりすることを自己免疫疾患と呼びます。

現在、全世界的に猛威を振るい、パンデミックに陥っている新型コロナウイルスによる肺炎も、サイトカインストームと呼ばれるその一端であるほか、慢性関節リウマチ、膠原病など枚挙にいとまがありません。

加えて、春先に花粉（抗原といいます）に対して免疫反応が起きて発症するアレルギー性鼻炎（花粉症）や、喘息、じんましんなど、花粉などの抗原に対して免疫反応が高じて起きる疾病をアレルギー疾患といいます。

人類のほとんどの疾病は、これらの自己免疫疾患やアレルギー疾患であり、この鎮静役として期待されているのがインターロイキン10なのです。

自己免疫疾患の続きになりますが、ループス腎炎やアトピー性皮膚炎など自己免疫疾患は多様です。

ループス腎炎は、全身性エリテマトーデス（ＳＬＥ）という自己免疫疾患によって引き起こされる腎障害です。

ＳＬＥは、全身に炎症が起こる難病で女性に多いのが特徴とされます。

これらの病気に共通の原因があるとされます。

それは免疫細胞の１つであるマクロファージが関与するというのです。

マクロファージは、通常は体内に侵入した菌やウイルスなどの異物を食べる免疫細胞ですが、これらの役割と同じくらい重要な役目があります。それは、死んだ自分の細胞やがん細胞などを捕食することなのです。

マクロファージは片っ端から何でも食べるわけではなく、食べるものを選別する能力が備わっているというのです。

例えば、自分の細胞を食べる場合は、正常な死に方はアポトーシスと呼ばれており、死ぬべくして死んだということですが、このとき細胞は「自分は死んだので食べていいよ」という信号を出すのです。それは細胞膜の外にホスファチジルセリン（ＰＳ）という物質を出して、死んだことを知らせるのです。

マクロファージには目がないので、その表面に「受容体」というＰＳを感知するアンテナのようなタンパク質があります。ＰＳは生きているときは細胞膜の内側にありますが、アポトーシスが起きると、その膜が一部裏返って外に突き出るのです。マクロファージはＰＳがアンテナのようなタンパク質にはまることで食べる気になるというわけです。

このように死んだ細胞が順当に処理されると問題はないのですが、マクロファージが死んだ細胞を取り込めなかったり、消化できなかったりして、体内を漂うことになると問題が生じます。

時間経過とともに死んだ細胞が分解し、血液中にばらまかれて、そのパーツの一部が炎症を誘発するのですが、そのパーツはＤＮＡなのです。

ＤＮＡはデオキシリボ核酸という物質の名前です。

ＤＮＡは免疫反応を活性化することが知られていて、死んだ細胞を分解してばらまかれたＤＮＡにおいても同様で、まずＤＮＡを検知したマクロファージからインターフェロンなどの傷害性サイトカイン（タンパク質）が出て、最終的にはリンパ球が作る自己抗体というタンパク質が、自己組織を攻撃することになります。

元来、ウイルスなどの外敵に対してマクロファージが起こす反応なのですが、敵がいない状態で、自己免疫反応がそれぞれの臓器に炎症をもたらすのが自己免疫疾患で、ＳＬＥのように全身に炎症が広がるケースもあるのです。

第3章

現代医学の盲点をつく成長ホルモン

1

人類の老化と病気の原因

私たちは生涯の間にさまざまな病気に晒されていると思います。

しかしながら、この本を読み終えたら、これからの人生は病気にかかることなく、若返って、人生を楽しみながら生きていけると確信できると思います。

第1章でも触れましたが、「ストレスフリー若返り療法」にたどりつくまでの道のりをより詳しくお話ししたいと思います。

「人類の老化と病気はストレスによる血流低下によって起こる」

これが了徳寺大学の仮説でした。

しかしながら、研究や臨床を続けていくうちに、血流を増やすだけでは問題は解決しないことがわかってきました。

疾病別年代発生率

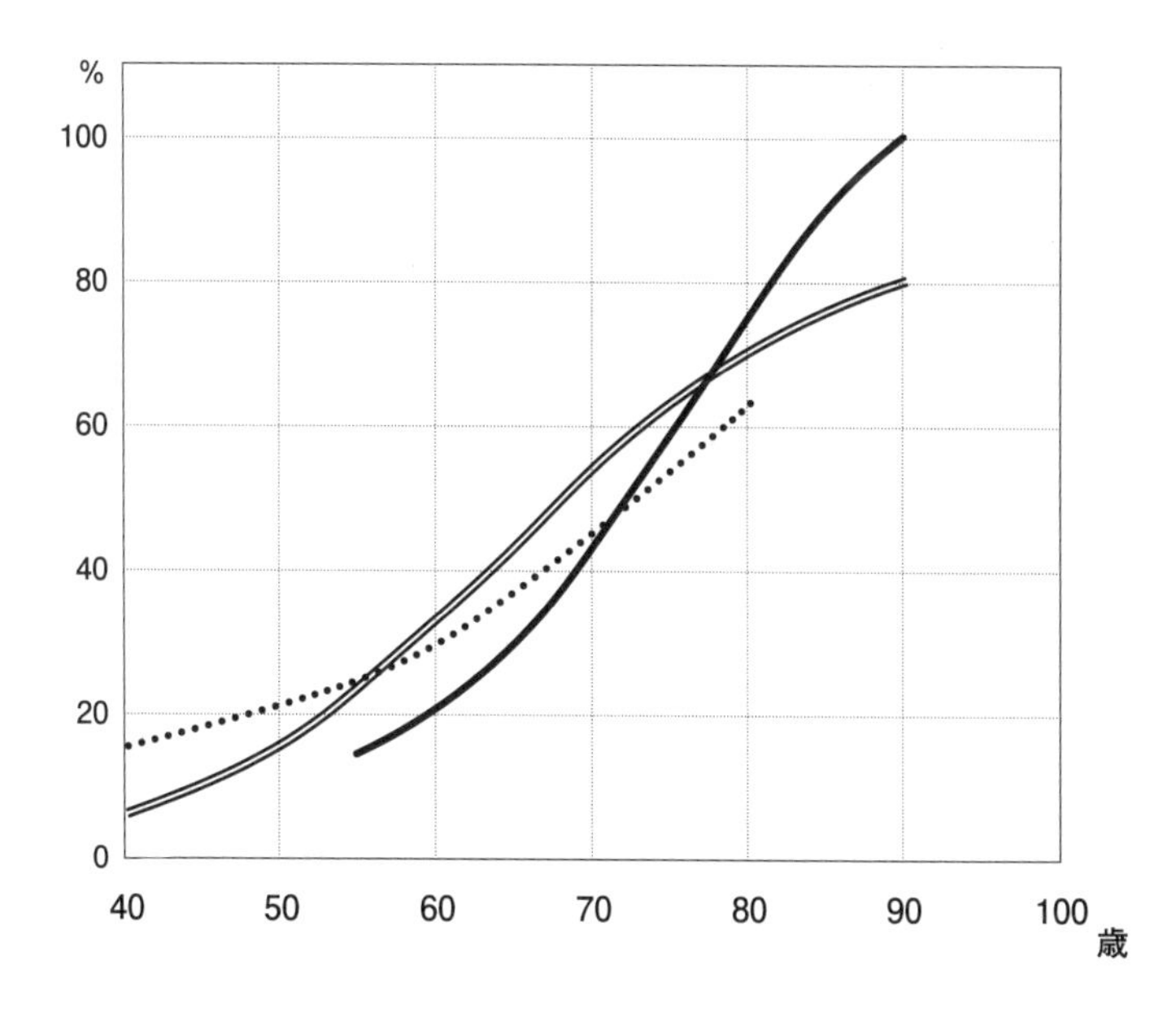

白内障、βタンパク異常蓄積、変形性膝関節症のいずれの疾病も、40歳を過ぎると発生率が年々高まっています。
※筆者作成

拙著『長生きのスイッチを教えます』（ＰＨＰパブリッシング）のグラフ（１４３ページ参照）を改めて見ていて、私たちに終生分泌され続ける成長ホルモンの、年代別分泌量と反比例して、老化や病気が発生していることに気付いたのです。

その瞬間から、筆者の病気や老化に関する仮説は進化したのです。

「人類の老化と病気は、加齢による成長ホルモン分泌低下とストレスによる血流低下によって起こる」

この仮説に添う研究が始まったのでした。

次ページは成長ホルモンの年代別低減率（20歳の分泌量を１００とした）とそれぞれの年代ごとのインフルエンザ生還率を算出したグラフです。

私たちの成長ホルモン分泌低下が、生物の免疫系システムに関与するとする仮説の立証を占う意味で重要なグラフだと考えています。

結論をいえば、年代ごとに両者のグラフは漸次下降し、両者の因果関係を示唆しているのです。

成長ホルモンおよびその副産物であるＩＧＦ－１は、成長ホルモンの主要な働きの

インフルエンザ生還率と成長ホルモン分泌量の年代別低減率推移
（20歳の分泌量を100として算出）

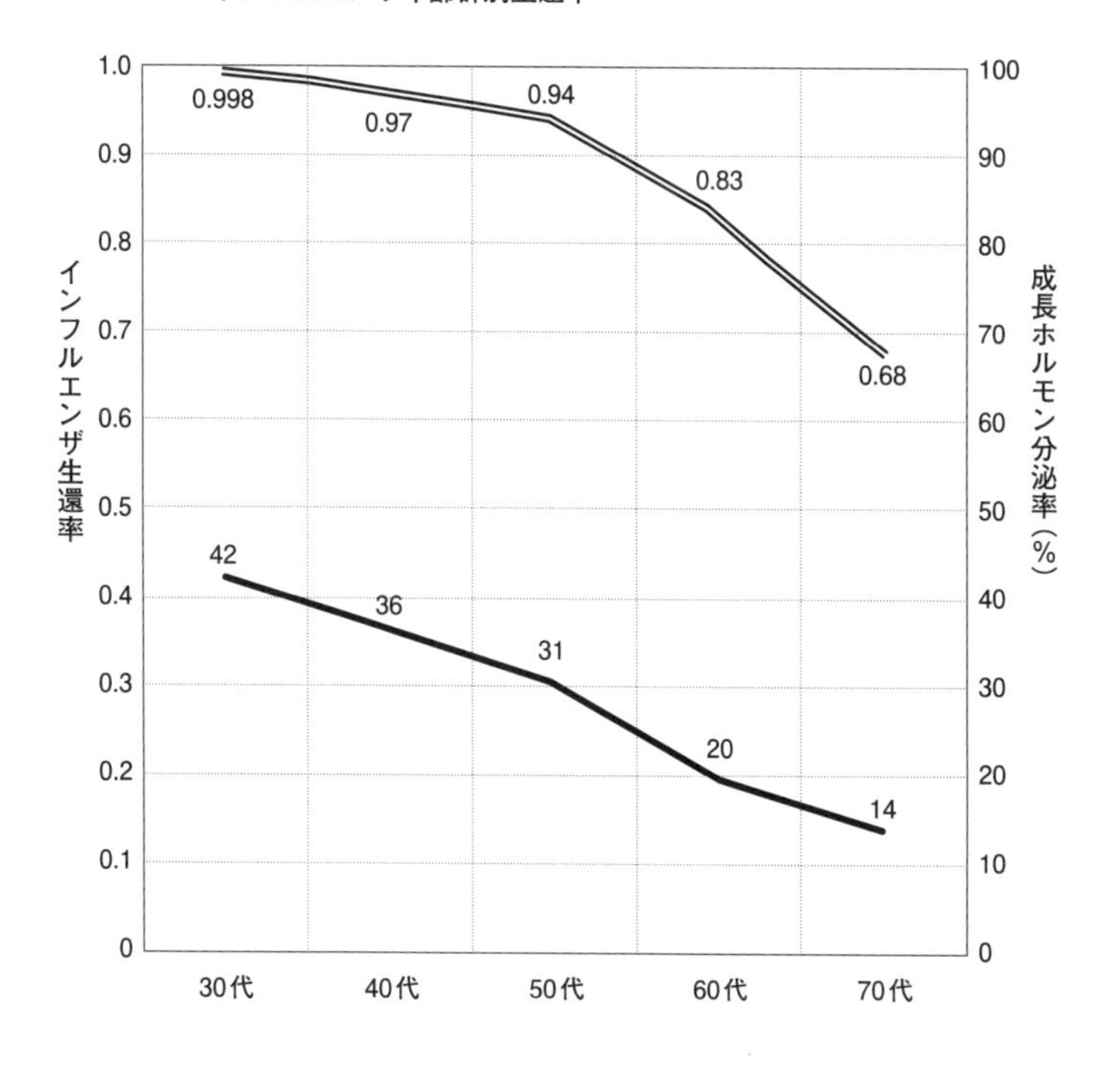

加齢とともに成長ホルモンの分泌率が徐々に減っていき、それと合わせるようにインフルエンザからの生還率も低下しています。

※厚生労働省の調査（2009年8月3日～11月13日）などをもとに筆者作成

難病と成長ホルモンの関係

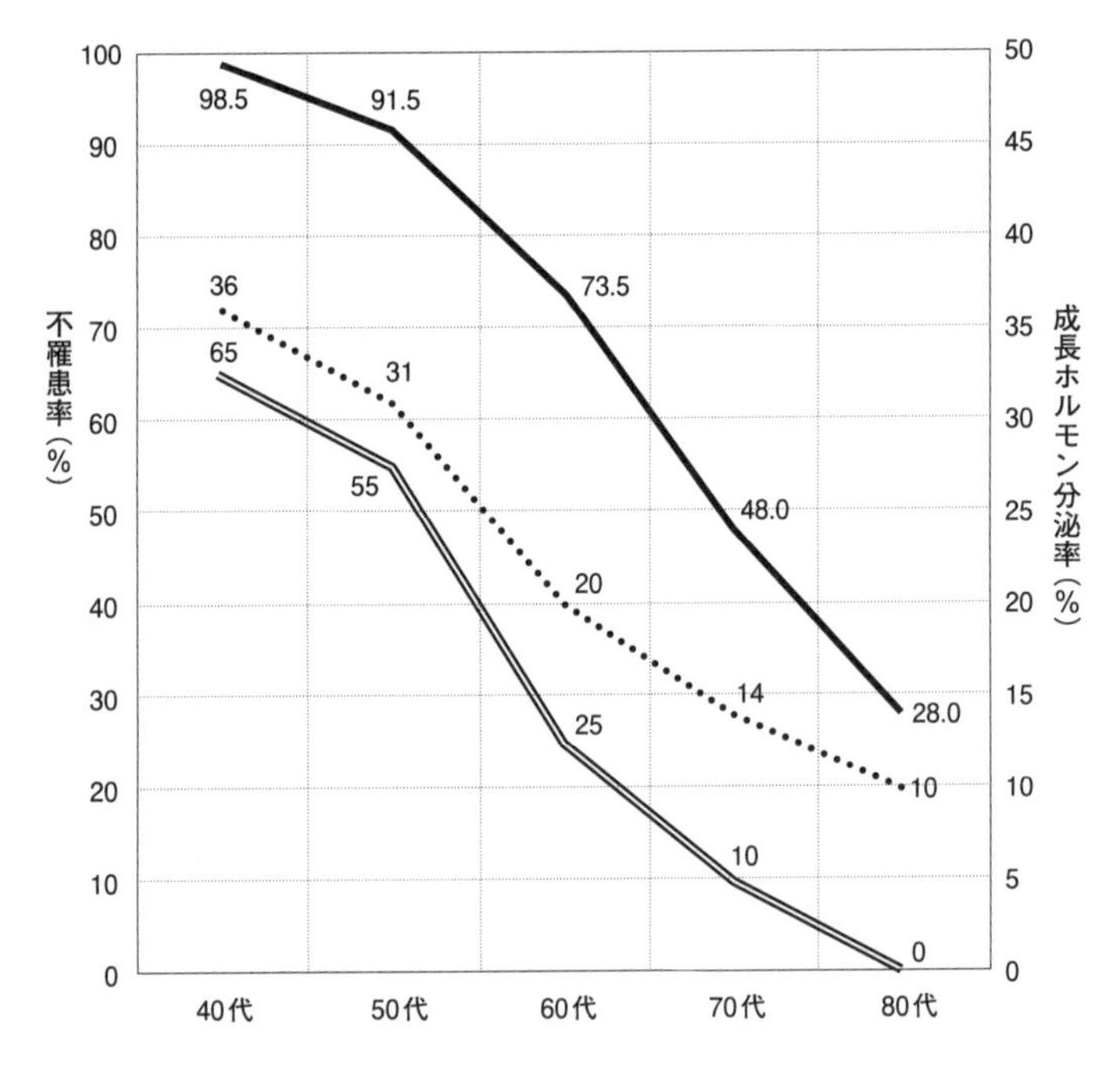

18ページのグラフをここでもう一度紹介します。加齢によって成長ホルモンが低下するにつれて、変形性膝関節症や白内障などの難病にかかる確率が高まります。
※筆者作成

1つであるタンパク質異化作用によって、糖尿病や脂質異常に大きく関与するとみられます。

右のグラフは前にも紹介しましたが、年代別成長ホルモンの分泌低下がさまざまな病気にどのように関わっているのかを検討したものですが、いずれも漸次下降して限りなく寄り添い、その因果関係を示唆しているとみられます。

私たちの研究目的は、人体から科学的にストレスを減じることによって、瞬時に私たちの全身を巡る血流を2~4倍に増幅させながら、さらに成長ホルモンを正常に分泌亢進させる医療技術を確立することでした。

この技術があれば、若返りが起き、がんをも含む現代のほとんどの病気をなくすばかりか、現在世界中を震撼（しんかん）させている新型コロナウイルスも恐れずに済み安心立命が果たされると考えていたのです。

しかしながら、先述の血流を2倍以上に増やし、40代以降のほとんどの人が当たり前となる成長ホルモンの分泌低下の起こらないあるいは、正常に近い分泌亢進を図る医療技術の開発。それはまるで雲をもつかむような話であり、医師である私の2人の息子たちばかりか、知人の医師たちでさえも話にさえ乗らない夢の技術だったのです。

そこで、私は成長ホルモンの役割を熟知することにより、自分自身で体感することによって、その技術を現実のものとする体表点を探し当てることにしたのです。

成長ホルモンは20歳をピークにどんどん減り続け、40代からはさらに減り続けて、50代になるとピーク時の約3分の1にまで低下していきます。60代頃には、さらに減少して名ばかりの分泌にまでなってしまうのです。

成長ホルモンは、脳下垂体前葉から分泌される人間の成長を促すホルモンとして知られており、骨や筋肉の成長を促しますが、それだけではないのです。

ここで、改めて成長ホルモンについて補足しておきます。

成長ホルモンはその名称から「背を伸ばす」ことや「筋肉を作る」などのホルモンであると一般的に知られています。

しかしながら、その本質はよく知られていないのが実情でしょう。

元々成長ホルモンは、摂取した栄養素から細胞の再生に必要なタンパク質を供給するという、「タンパクの同化作用」がその中心的な役割といえます。

さらに重要な役割がもう1つあるのです。

余剰な脂肪を燃焼させてエネルギーに変換する「脂肪異化作用」であり、この働きが漸次減少して老化が始まっていくのです。

先述した同化作用は私たちの細胞を分裂させて細胞を若返らせます。この細胞分裂は、1つの細胞をまったく新たな2つの細胞へ生まれ変わらせる現象を指していきます。

それによって、細胞をなしていたタンパク質の線維もすっかり置き換えられて、まったく新たな若い細胞へと生まれ変わるのです。

このように成長ホルモンは、老化した細胞をまったく新しい細胞へリセットさせる能力を有しているのです。

仮にこれらの現象をずっと維持できるとしたら、若さをずっと維持できることになるかもしれません。

しかしながら今までの私たちの身体では、非情なことに加齢に伴って、成長ホルモンの分泌減少が始まっていくのです。

成長ホルモンは20歳を過ぎる頃にピークとなり、30歳を過ぎると急速に減少していきますが、10年ごとに16％ずつ減っていくともいわれています。

成長ホルモンが豊富に供給されていたとするなら、今日新しく生まれた細胞も、数日、数十日後には若々しい細胞へと置き換えられるはずです。

このとき、新たな細胞に原材料を供給するのが成長ホルモンの「タンパク同化」作用なのです。しかしながら、30歳を超えて漸次分泌低下していく成長ホルモン下では、新たな細胞へのタンパク質供給も減り続けるため、細胞分裂を滞らせ身体の老化を早めていくと考えられています。

このような急速な成長ホルモンの分泌の低下は脂肪異化作用も減じることになります。

私たちの生命細胞に必要なエネルギー供給を阻害し、その結果余剰となったブドウ糖の処理のために、インシュリンが大量に分泌されるようになってしまいます。

インシュリンは膵臓から分泌されるホルモンですが、血液中のブドウ糖を処理するホルモンです。

しかしながら大量のインシュリンの分泌が長時間にわたって続くと、インシュリンの感受性が鈍ることとなり「インシュリン抵抗性」の発生という悪循環に陥ることになってしまうのです。

このように、インシュリン抵抗性が生じますと過剰な栄養摂取は余剰のブドウ糖を生み、その大半は脂肪となって内臓や脂肪に貯蔵されることになるのです。

困ったことに、大量の内臓脂肪からは「インターロイキン6」などの「炎症性サイトカイン」が大量に放出されやすくなり、自己免疫疾患の発生を広げているとみられます。

このように成長ホルモン分泌低下が、人類の老化と生活習慣病を中心とした疾病の成り立ちに大きく関与していることは想像に難くありません。

2 世界最新の医療技術開発

後述しますが、自身で体感しやすい成長ホルモンの役割を認識することによって、この難題に立ち向かうことにしたのです。

始めたのは、発汗量、皮下脂肪や内臓脂肪、良好な睡眠などを観察していくことでした。

そして、ストレスをとり、血流を2倍以上にしながら、成長ホルモン分泌を促す体表点を探し、「その4カ所の体表点に同時に心地良い熱刺激を与えることによって、2倍以上の血流増幅と成長ホルモンの分泌を促す方法」を確立することとしました。

従前の2倍以上の血流増幅を果たすためには、今までに「ストレスフリー療法」によって得られた知見を生かすべきと考えました。それは足裏の「究極のツボ・左右F点」、東洋医学で知られる「左の足の三里」、これらの3点は固定し、全身の体表点の中から1カ所を探し当てるという膨大な探究の旅となったのでした。

その体表点は、成長ホルモンを分泌する脳下垂体前葉を真横から見て、全面放射線上のどこかに存在しているのではないかと考えていました。

その放射線上で脳下垂体前葉から45度くらいの放射点を押すと強く響き、長く圧痛余韻を残す体表点に気付いたのです。

その体表点は瞳孔中心から垂線を下ろし、鼻下端と上唇の上線の中央を横に走る接点であり、ちょうど法令線上にある、生理学や東洋医学にもない未知の体表点でした。

この鋭い余韻を残す圧痛点は歯グキのものと思っていましたが、直接歯グキを押圧しても、そのような特有なヒビキと、鋭い余韻を残すような圧痛は、起きないことも発見したのです。

つまり、この特有な鋭い余韻を残す圧痛は、唇上のわずか2~3ミリメートル厚の皮膚から発生することを突き止めたのです。

筆者は、この人類未知の体表点を「N点」と命名しました。

その発見から毎日1時間くらい、「左右足裏の究極のツボF点」「左足の三里」「新発見のN点」の4点に、了徳寺大学が開発した「ストレスフリー器」の導子4点を装着して、研究がスタートしたのです。

大胆な仮説によってスタートした世界未知の探究の旅は、意外にも最初の旅で驚くべき効果がみられ始めたのです。

最初の日から、今まで以上に良好な睡眠が得られるだけでなく、仕事や読書、勉強への意欲が高まったほか、日に日に内臓脂肪が減少し始めたのです。

また、著者は毎日お昼の時間に、3キロメートル程度のウォーキングを続けていますが、ことのほか、危険な暑さと表現された2020年の炎天下にも平気でウォーキングできていたのです。以前は、このような炎天下では足が重く感じたり、息苦しさなども感じていたりしたのですが、まったくといって良いほど軽やかにウォーキング

右のN点の場所

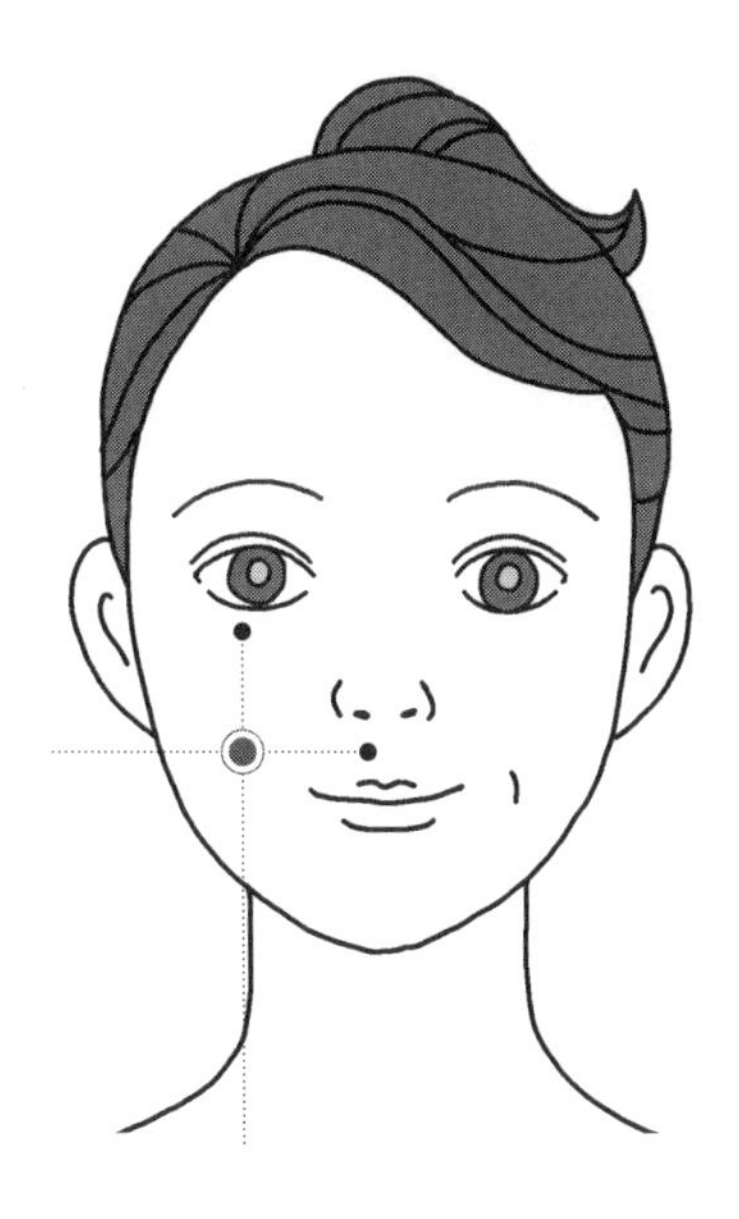

忘れないよう、もう一度紹介します。右の瞳孔の中心から下に伸ばした線と鼻の下と上唇の間から伸ばした線がぶつかった場所。法令線上の点です。

がなされ始めていたのです。

つまり、成長ホルモンの分泌亢進を裏付けるような体力の回復や快活さが得られたのでした。

このような自身の体感によって、成長ホルモンの分泌亢進が果たされているとの直感を得て、臨床試験がスタートしました。

大学職員に協力をお願いして、30代・40代・50代・60代と層別しながら、新しい治療方法の実験がスタートしたのです。

実験直前の採血と「ストレスフリー若返り療法」直後の血液検査の結果を比べると、中性脂肪やコレステロールなどの数値が有意に改善されており、成長ホルモンの分泌亢進をうかがえる結果が出たのでした。

以後、週に2回ずつ「ストレスフリー若返り療法」を実施しながら週ごとにストレスホルモンや諸々の血液検査が実施されることになりました。すると、実施開始2週目の採血結果は、私たち研究チームを驚嘆させるものでした。

何と、40代・50代の被験者の成長ホルモンが3～10倍も分泌亢進したのです。それだけではありません。この治療を試している人々から歓喜の声が上がり始めたのです。

その歓喜の輪は、大きくなり始めました。

若いときにはげていた頭頂部に毛髪が再生し始めたのです。

また、発汗量が著しく増え始めており、代謝の亢進が実感されるのです。

加えて、腹部の内臓脂肪が著しく減り始め、中年以降の女性の悩みでもある下腹部の皮下脂肪も減少し始めていたのでした。

そして、男性陣には、長いこと逸していた朝立ちが回帰するなど、若返りと思われる現象が起きているのです。

私たちの研究チームでは、この成長ホルモン分泌亢進の副産物として起こる現象の細胞単位のレベルの調査も進めています。

臨床試験の主立った結果

治療前後の
コルチゾール分泌量の変化

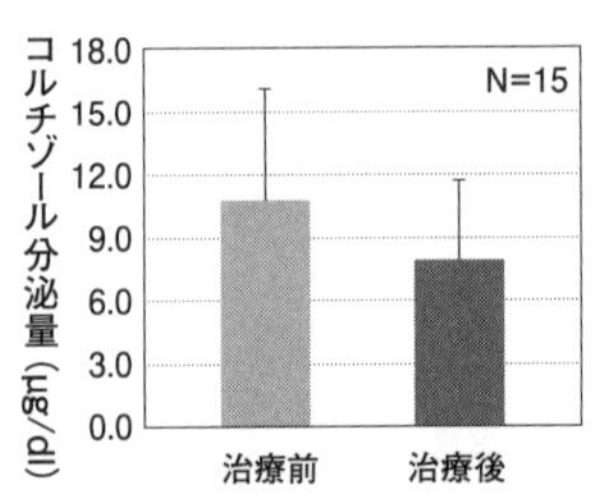

対象：健康な成人男女15名 47歳～69歳
（上の事例は、論文：preliminary Results of Highly Localized Plantar Irradiation with Low Incident Levels of Mid-Infrared Energy which Contributes to the Prevention of Dementia Associated with Underlying Diabetes Mellitus. Laser Therapy.24(1)27-32.2015.）

治療前後の
血流量の変化

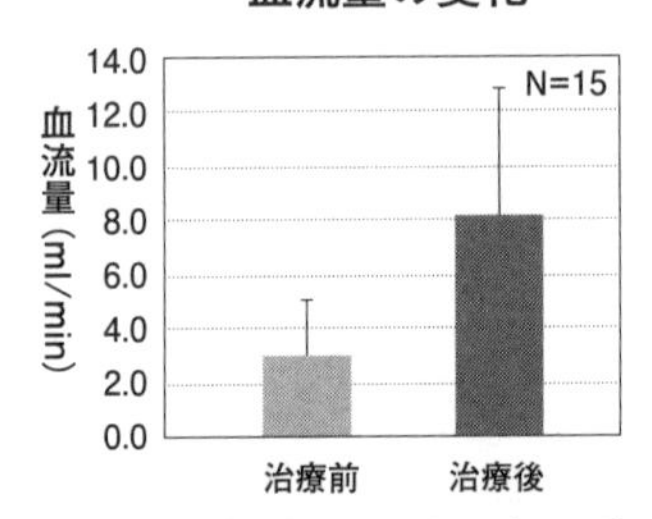

対象：健康な成人男女15名 47歳～69歳
（上の事例は、論文：preliminary Results of Highly Localized Plantar Irradiation with Low Incident Levels of Mid-Infrared Energy which Contributes to the Prevention of Dementia Associated with Underlying Diabetes Mellitus. Laser Therapy.24(1)27-32.2015.）

治療前後の
成長ホルモン分泌量の変化

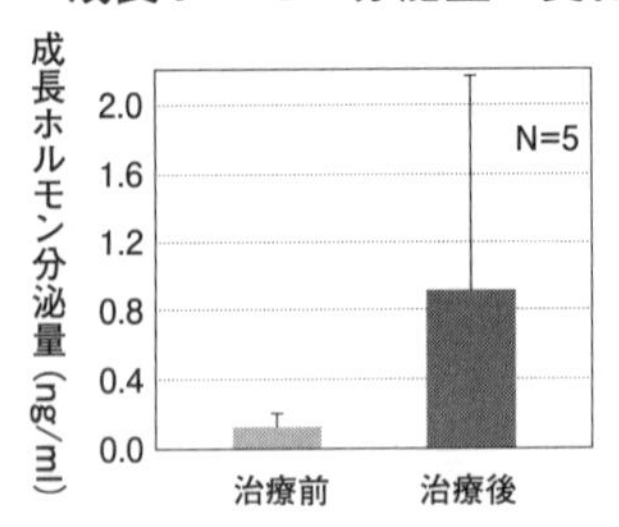

対象：健康な成人男女5名（51歳～56歳）

治療前後の
IGF-1分泌量の変化

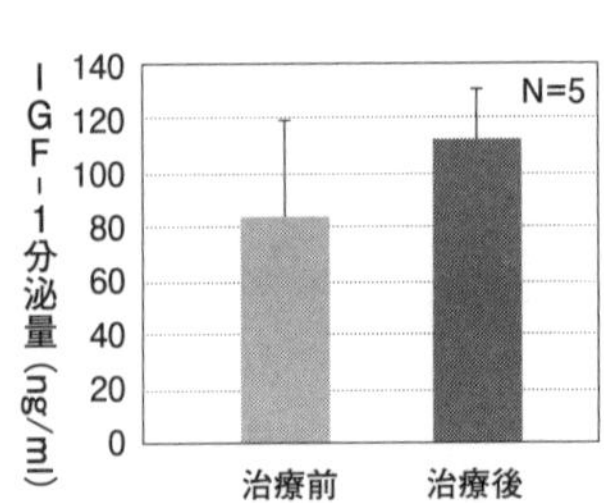

対象：健康な成人男女5名（51歳～56歳）

24ページと同じグラフですが、重要なのでもう一度紹介します。「ストレスフリー療法」によってコルチゾールが減り、血流量、IGF-1、成長ホルモンは増えています。

3 減り続ける成長ホルモン

ホルモンは体の中で作られている物質で、体のさまざまな機能をコントロールするという大切な役割を担っています。人間には、体内に100種以上のホルモンがあるといわれ、それぞれが決まった役割を果たすことで私たちの身体は正常に保たれています。

繰り返しになりますが、成長ホルモンは、主に脳下垂体前葉の「GH分泌細胞」という細胞から分泌されています。一般的には、子どもの成長に必須の身長を伸ばすホルモンとしてよく知られています。

しかし、成長ホルモンにはもう1つ重要な役割があります。それは、身体にある物質をエネルギーとして使えるような物質に変えていく働きです（これを代謝という）。

私たちが生きていくためには、体内でエネルギーを作るシステムが必須であり、成長ホルモンはその過程で大切な役割を担っています。

つまり、成長ホルモンは大人から子どもまで、すべての人間が生きていく上で必要不可欠のホルモンなのです。

体内での成長ホルモンの流れ

成長ホルモンは、脳から出た指令を受けて脳下垂体から分泌されます。そして、肝臓や筋肉、あるいは種々のさまざまな臓器で行われている代謝を促進するのです。

肝臓では成長ホルモンを仲介するIGF－1という物質が作られています。

このIGF－1という物質は成長ホルモンの量を調べるときの大切な指標となります。

20歳を100とした場合、30代から顕著に低下し続け50代で約30％、60代では約20％まで減少します（左グラフ参照）。

ヒト成長ホルモン分泌率年齢別推移

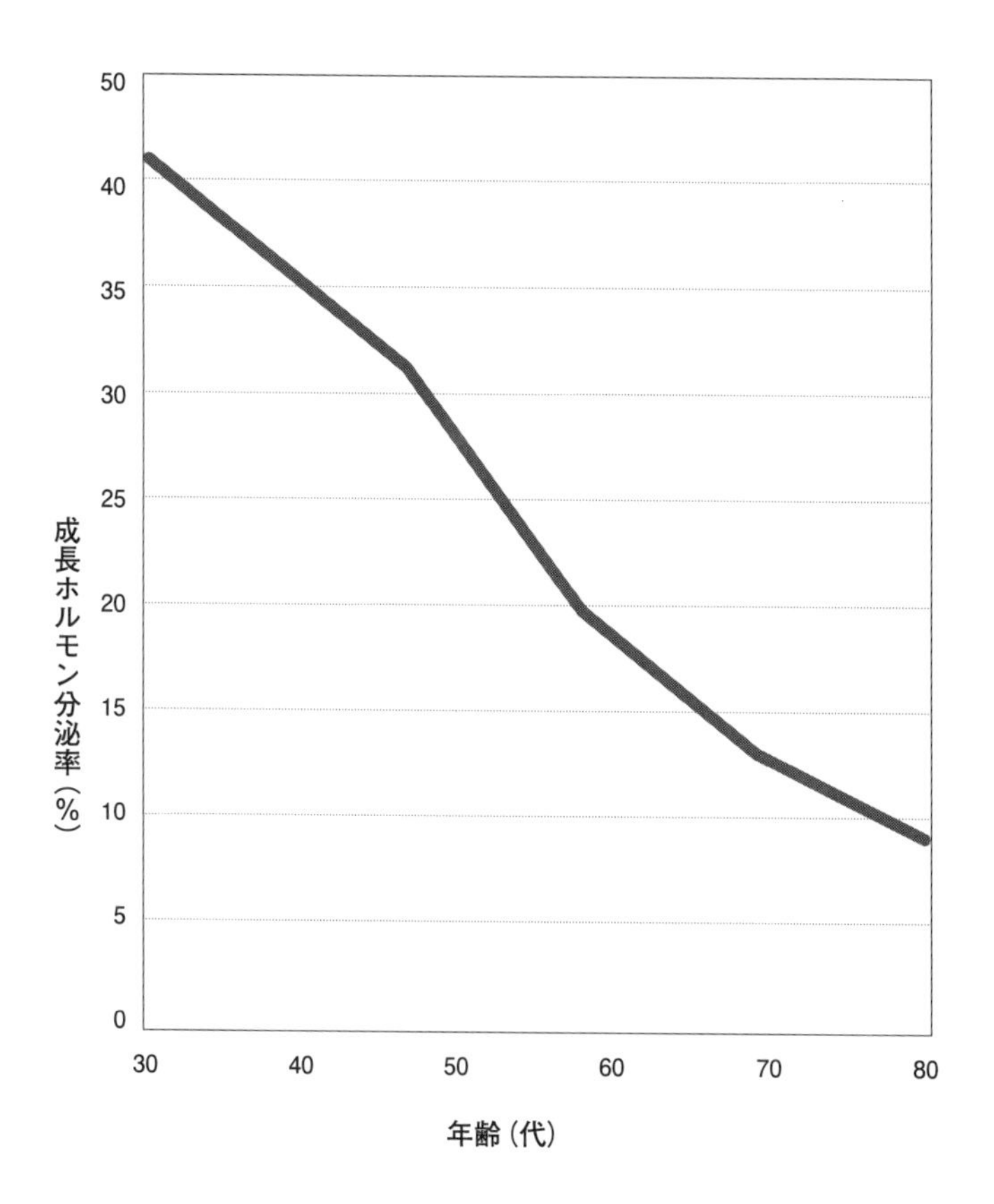

20歳を100とした場合、成長ホルモンが年齢とともに低下する様子を表したグラフになります。

4 成長ホルモン分泌亢進の証拠

QOLの向上

前述したように、著者が見い出した、医学史上初めての脳下垂体前葉の「GH分泌細胞」という細胞から成長ホルモンの分泌亢進を図る技術は、脳下垂体前葉から45度の角度の顔面、すなわち目の瞳孔中央からの垂線と、鼻の下と上唇の間から伸ばした線がぶつかった、ちょうど法令線上の交点がその反射点であることを独自の触診力で探究したことで実現しました。

成長ホルモンの分泌低下が起きると、身体のさまざまな機能が低下するだけでなく、疲れやすくなる、落ち込んで何もする気がしなくなる、集中力がなくなり記憶力が低下する、などの症状がみられるようになります。また、逆にイライラしたり、怒りやすくなったりなど、感情の起伏が大きくなることも多いとされます。

筆者自身の今回の体験では、先ほども述べたように、ことのほか暑かった2020年の8月の炎天下でもウォーキングを楽々とこなし、身体がとても軽くなり、以前にも増して学習意欲が高まり、研究活動にもより積極的になれました。これらは成長ホルモンの増加の効果と考えています。

筋肉量が増え、若々しくなった

筆者は現在73歳ですが今でも筋肉や皮膚の状態は30代か40代前半の能力を有しているとみられます。

後述しますが、週2～3回は簡易な5～6分程度のトレーニングを、ウォーキングの前に30年以上継続しています。

トレーニングの内容もその量・時間も一定ですが、新しい成長ホルモンの反射点N

点を「ストレスフリー療法」に加えてから、筋肉量が増えたことを実感しています。

特に、大胸筋（だいきょうきん）や大腿四頭筋（だいたいしとうきん）の肥大が顕著であり、これらは自身の成長ホルモン分泌亢進の成果だとみられます。

汗をかきやすく肌に潤いが出た

汗は皮膚にある汗腺（かんせん）という器官から出ます。

汗腺にはエクリン腺とアポクリン腺があり、普段私たちが汗として認識しているのは、全身のほとんどに広く分布しているエクリン腺です。

犬やサルなどは、全身を体毛が覆（おお）っています。これには、保温効果や外部から身を守る役目がありますが、体温が上がりやすくなる危険があるわけです。

いっぽう、私たちヒトは、体毛が退化し、熱を外に逃がす効果を持つ発汗という仕組みが発達したといわれています。

その証拠に、ヒトは真夏でもマラソンを走ることができますが、犬などは10分、15

分しかもたないといわれます。

ヒトの祖先は、森から草原に出て狩りをして走り回るようになったとき、体温が上がっていきました。身体が熱くなると、特に熱に弱い脳などがもたなくなるために、体毛が退化し、全身にあるエクリン腺から汗を出して、ほかの動物より効率的に熱を下げるシステムが備わったとみられています。

しかしながら、年齢を重ねると汗をかきにくくなり、皮膚が乾燥し薄くなってきます。

それは、汗腺にある成長ホルモンの受け皿に、成長ホルモン自体の分泌が減って行き届かなくなるためで、発汗量も減り、潤いがなくなるのです。

ところが、N点に治療点を求めるようになってからというものは、明らかに発汗量が増え、皮膚に光沢が出て、顔がピカピカになったのです。

5 足の小指の爪が再生

ところで、皆さんの足の小指（小趾）の爪はどうなっていますか？

大抵の人は20歳を過ぎる頃から、小指の爪は退化し始めて、萎縮している人がほとんどです。

これらの現象は、全身で最も遠位端にあることから、解剖学的に血流が悪くなることと、加齢とともに進む成長ホルモンの分泌低下により、爪の再生機能が阻害された結果だと考えています。

筆者の場合も萎縮し退化していたのが、「ストレスフリー療法」を実施してから若干再生し始めていたものの不完全で、外側が小さく割れた状態のままとなっていて、ソックスを履くときなどに引っ掛かり、長年困っていました。

それが、「ストレスフリー若返り療法」を始めてからは、知らない間にキレイになり少年時代のような完全な爪の再生がなされたのは驚きでした。

一般的に小指の爪の退化は、ガニ股やO脚による外側荷重になることで、靴との間で小指が絶えず圧迫される結果だとされます。

確かにそれも一因になると思いますが、そのような力学的要因より解剖学的環境が大きいと筆者は考えています。

例えば整形外科領域では、小指の骨折は遷延治癒することが知られています。遷延治癒とは、治りが悪いことをいうのです。

私たちの骨折時の治癒過程では、血流の良し悪しが重要になってきます。

従って、小指の骨折の遷延治癒は、血流低下がその基盤にあるといえます。加えて、小指の骨折時は靴を履けないケースがほとんどであり、かつ、ギプスなどによって安静化が図られ、外圧も少なくなることからも解剖学的血流低下が主因とみられます。

現に筆者の治癒過程からも、大幅な血流増加と成長ホルモンの分泌亢進が功を奏したと考えられます。

6 わずか5分のトレーニングで筋肉隆々に

筆者は柔道をやっていたので、普通の方よりも筋肉質で姿勢が良いとよく褒められます。

その秘訣は、週に2〜3回、わずか5分くらいで行う、7種類の我流トレーニング法をずっと続けていることにあります。

筆者はトレーニングの専門家でもなく、最近進歩の著しい諸々のトレーニング方法論からいうと、陳腐(ちんぷ)なものになっているかもしれませんが、手軽にできるだけでなく、時間もかからずできることは、長続きの秘訣だと思いますので、恥を忍んで172ページから紹介しておきます。

最近「ストレスフリー若返り療法」を続けているうちに、自身の筋肉が以前にも増して増強しているのに気付きました。特に、大腿部は20代の頃のように太くなっているのには驚かされます。

また、お風呂場で鏡を見ると上半身も若返りを実感できているのです。加齢とともに筋肉量が段々と減少していくのが世の習いなのに、自身の若返りに、つい笑みがこぼれてしまいます。

若さが保たれている秘訣は「ストレスフリー若返り療法」による大幅な血流増と成長ホルモンの分泌亢進、加えて水晶体の代謝亢進です。

さらに付加するとすれば、若々しい筋肉の維持であることは論をまちません。なぜなら、豊富な筋肉量こそ潤沢な血流を保持できる基礎なのです。

つまり、筋肉は大量の血液のため池であるということです。

また、成長ホルモンが減少すると筋肉量が減少するのは必至であるばかりでなく、心臓の機能にも及ぶとされ、運動量が減少しスポーツだけでなく日常生活にも及んでくるので注意が必要です。

そのような目的で、筆者は30年以上も全身の筋力維持のため、お昼時に昼食をとらない代わりに、週2～3回、筋力トレーニングと毎日のウォーキングを続けています。

「習い性となる」という言葉がありますように、必ず一生続けるという決意が必要となります。

継続は力なりで、筆者は73歳の現在でも30代の筋力を維持できているほか、皆さんに姿勢が良いといつも褒められ、加えて今は病気1つなく、腰や膝などどこも痛いところがありません。

筋力を維持することが、人生のＱＯＬを高めるためにも重要な証しだと思います。かなり仕事量の多い筆者は、スポーツクラブに行けるはずもなく、手軽にできる我流の筋力トレーニング法が必要でした。

その継続は70代にもなると、天と地ほどの差を生むことになります。

何と、これまで20年間も風邪はおろか、生活習慣病1つなく、歯については虫歯もなく全部そろっており、健康を保てていることがその証拠でしょう。

秘訣は、筆者が開発した「ストレスフリー療法」の継続と、我流トレーニング、そして、自ら毎朝作る野菜を中心とした高タンパク食にあると思います。

筆者の食事については、別の機会にお話ししたいと思います。

そこには、料理のコツや人生を豊かにする生き方が詰まっているのです。

それでは、筆者が30年以上続けている、長く続けられるトレーニング法をお教えします。

今回、あくまで筆者が行っている回数、やり方を紹介しています。ご自身の体力に合わせて、無理のない範囲で行ってください。

①腹筋を鍛える

ベントニーシットアップ（膝立て上体起こし）

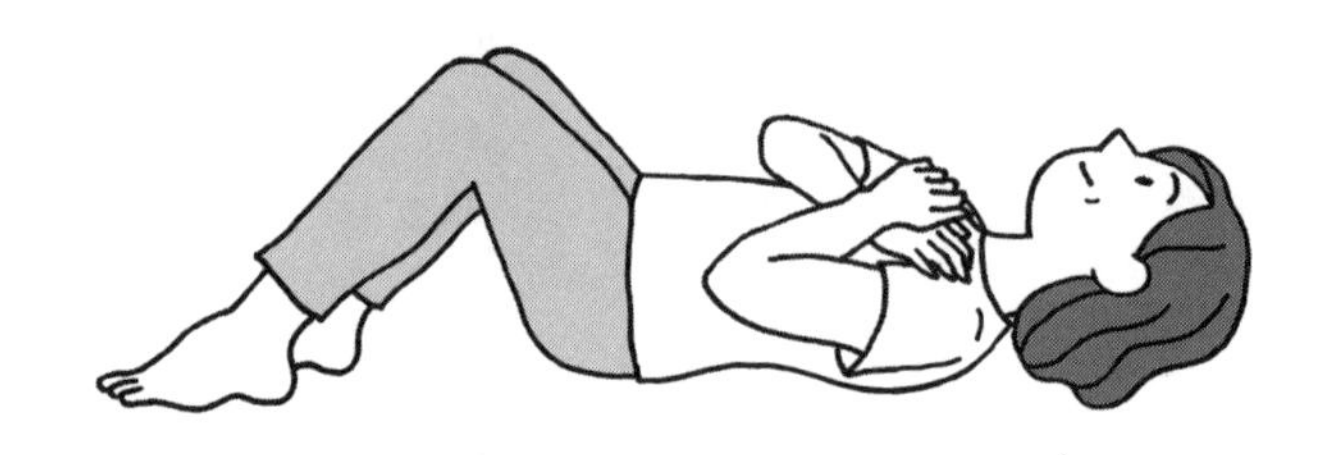

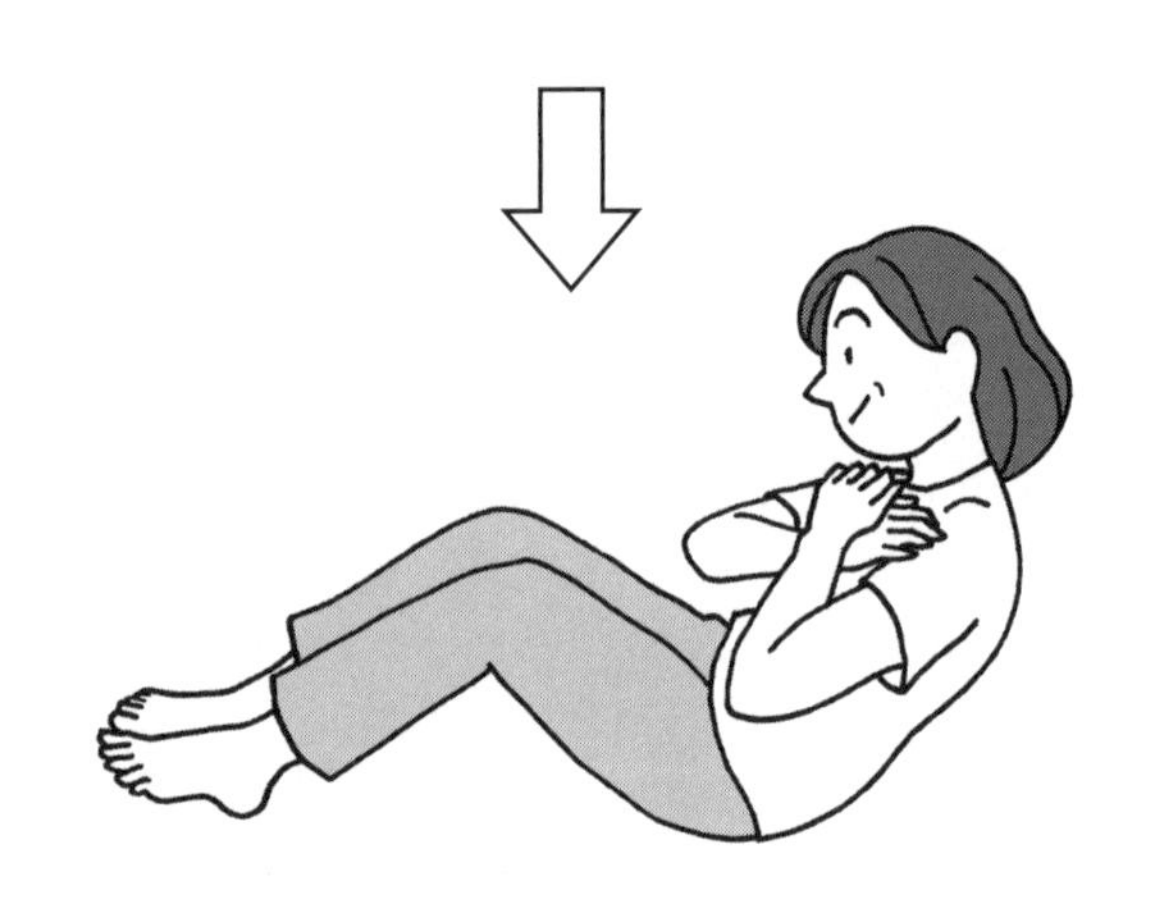

仰臥位（ぎょうがい）（仰向けに寝ている姿勢）で膝を90度に曲げる。胸部が大腿部に触れるまで体を起こす。そして仰臥位に戻る。これを50回繰り返す。

②背筋・臀筋（でんきん）を鍛える

バックエクステンション（背そらし）

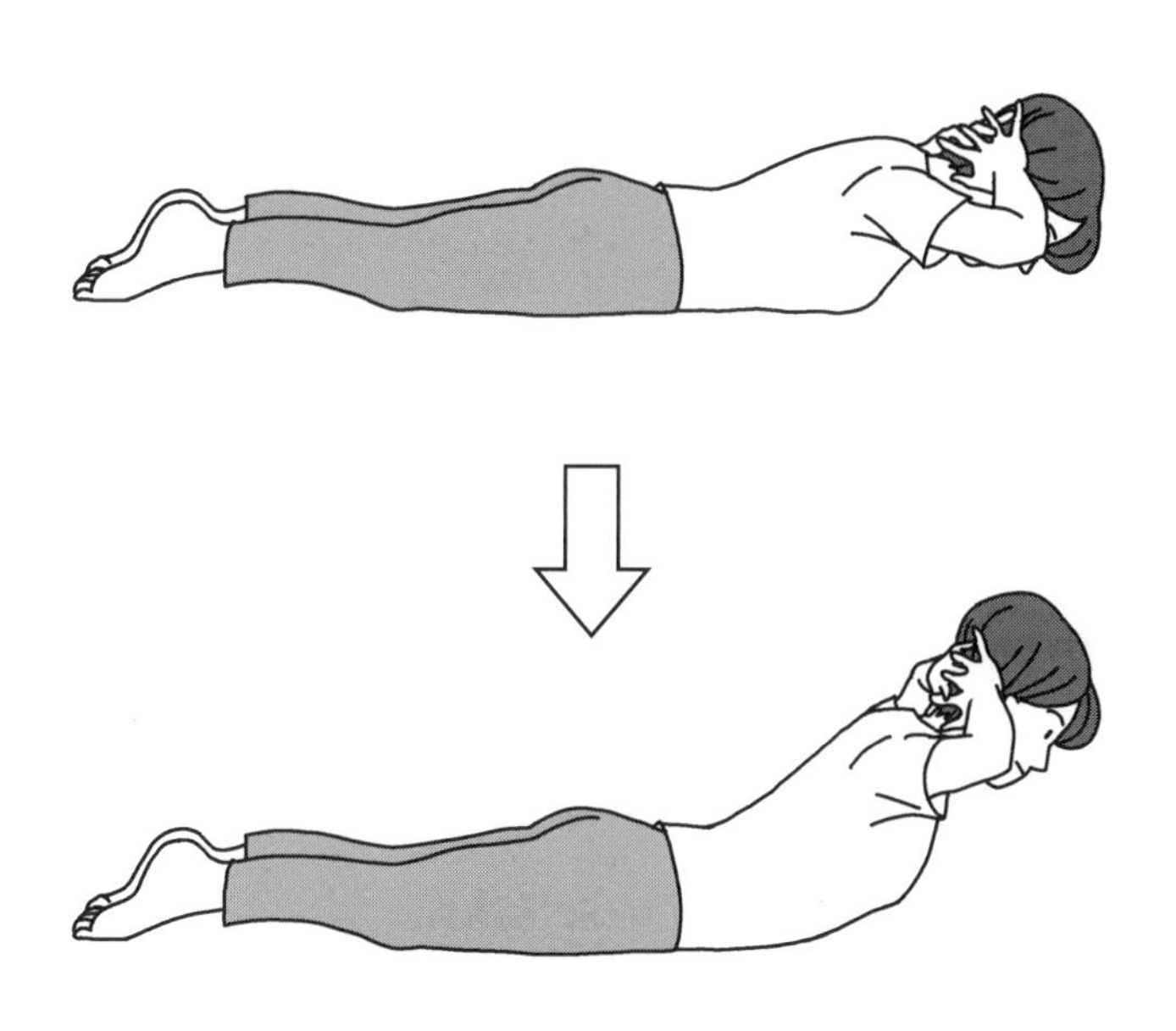

伏臥位（ふくがい）（顔を下に向けて、うつぶせで寝ている姿勢）で手を腰の後ろか頭の後ろで組む。できる限り、体を後方に反らす。伏臥位に戻る。これを35回繰り返す。

③前腕筋（ぜんわんきん）・上腕二頭筋（じょうわんにとうきん）・三角筋（さんかくきん）・大胸筋を鍛える

パームプッシュ

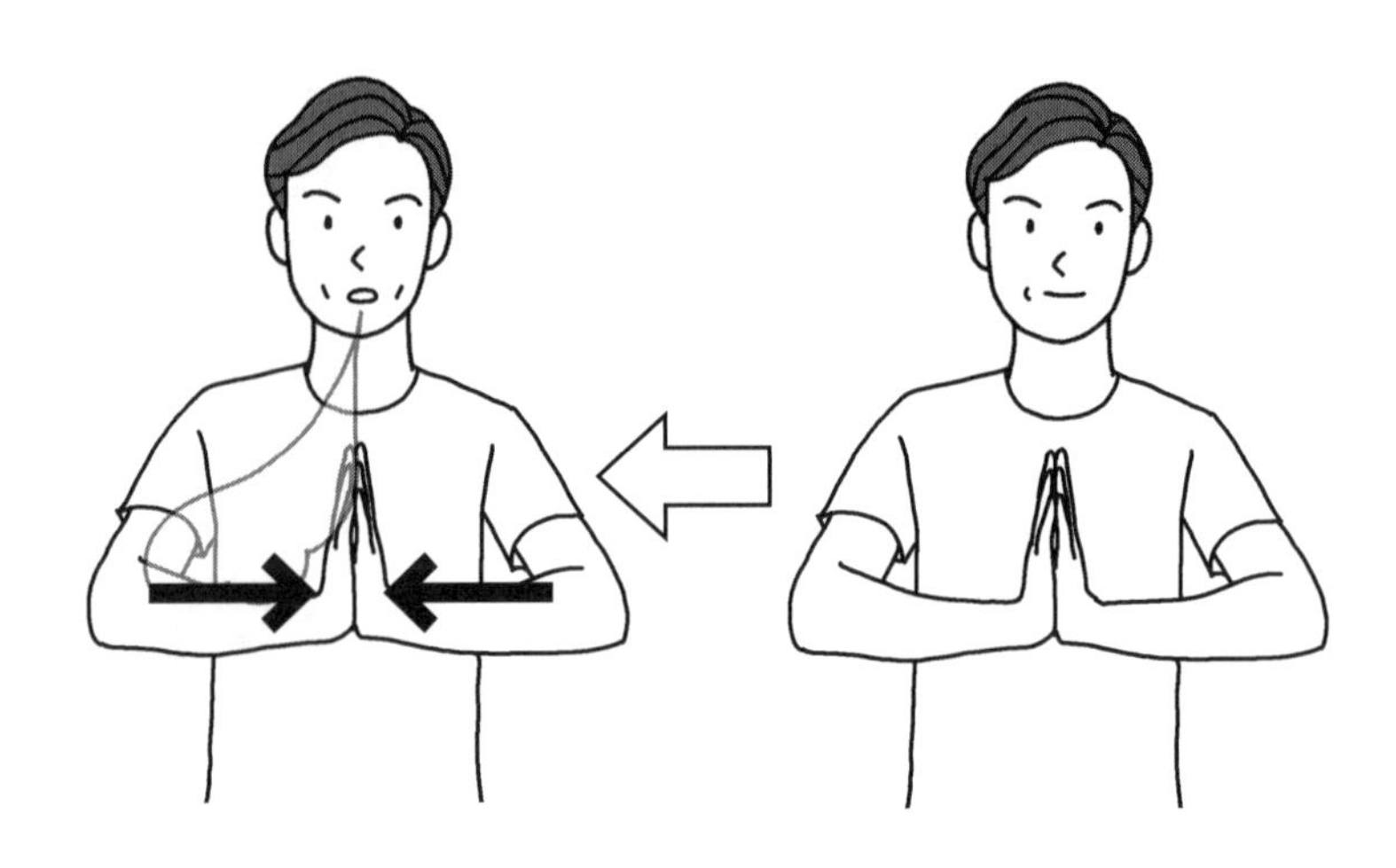

両手を開いて合わせ、全力で押し続ける。息を吐き続けながら10秒間を３セット。

④上腕三頭筋を中心に鍛える

パームプル

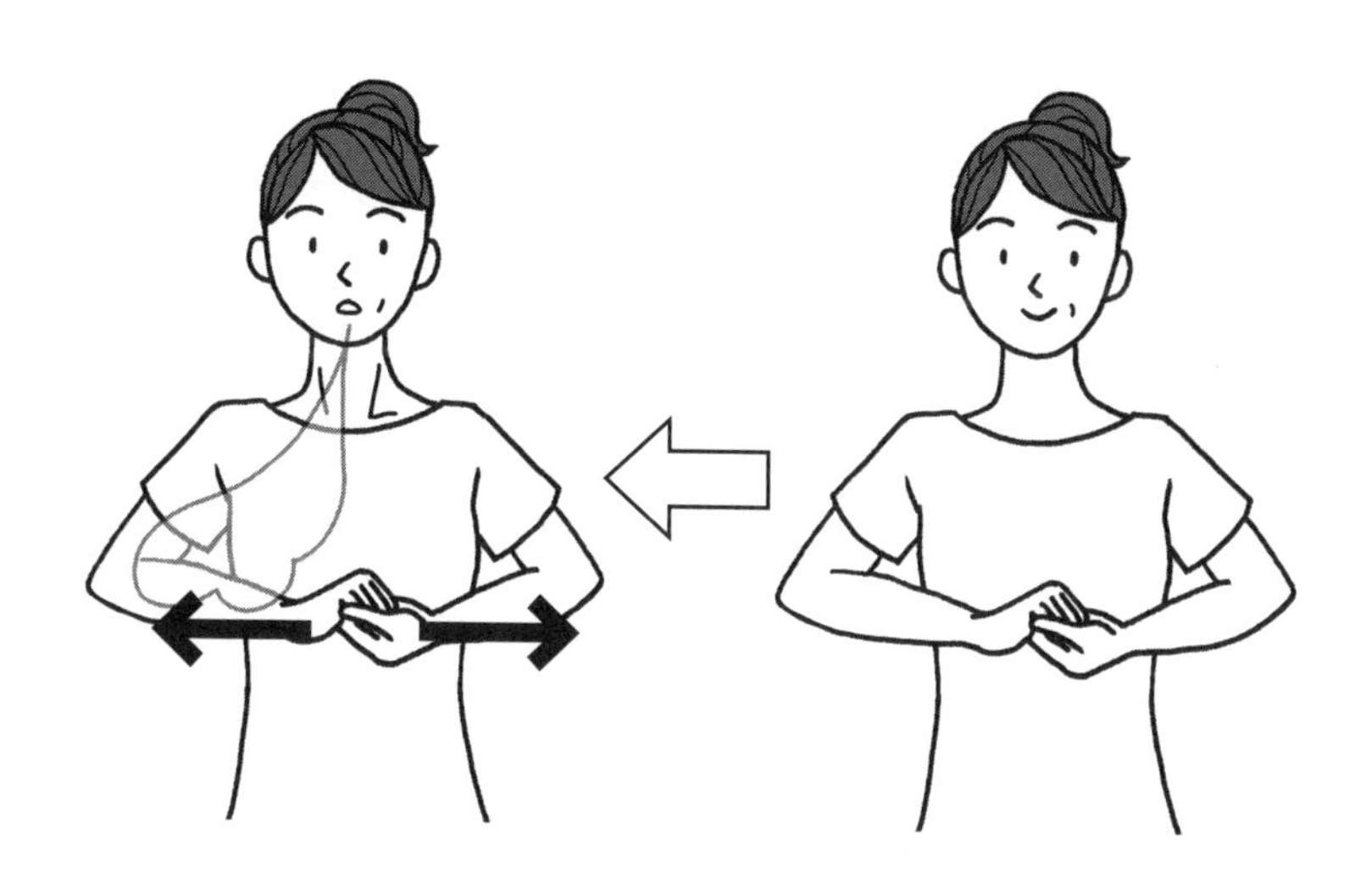

両手の親指を除く４本の指を胸の前で組み合い、10秒間息を吐きながら全力で引き続ける。これを３セット。

⑤大胸筋を中心に鍛える

プッシュアップ（腕立て伏せ）

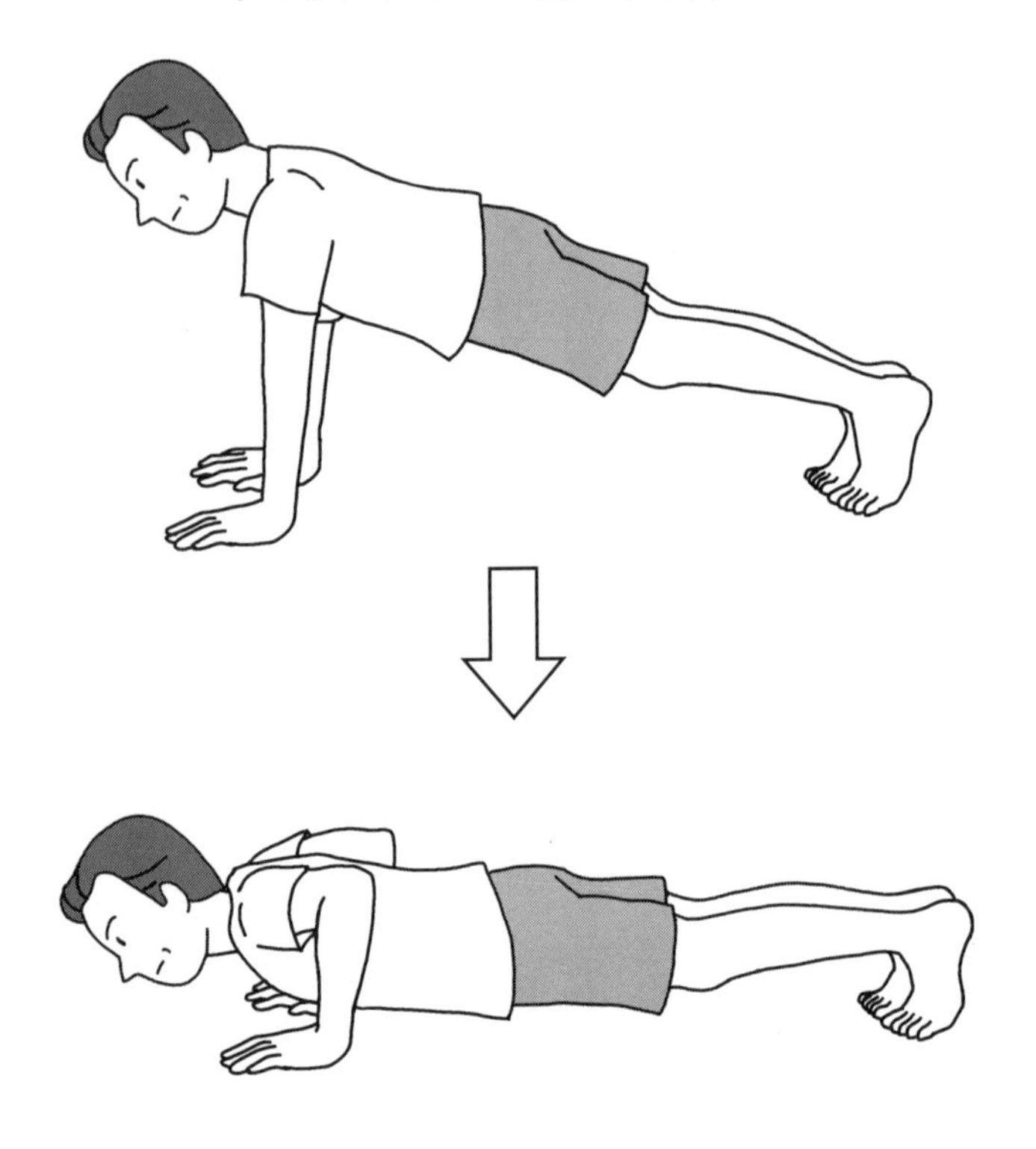

伏臥位で両手を肩幅より少し広くして手を地面につける。両肘関節を伸ばして、身体を一直線上に保つ。胸が地面に触れるまで両肘関節を深く曲げる。両肘関節を伸ばして、元の姿勢に戻る。これを30回繰り返す。

⑥大腿四頭筋を鍛える

ハーフスクワット

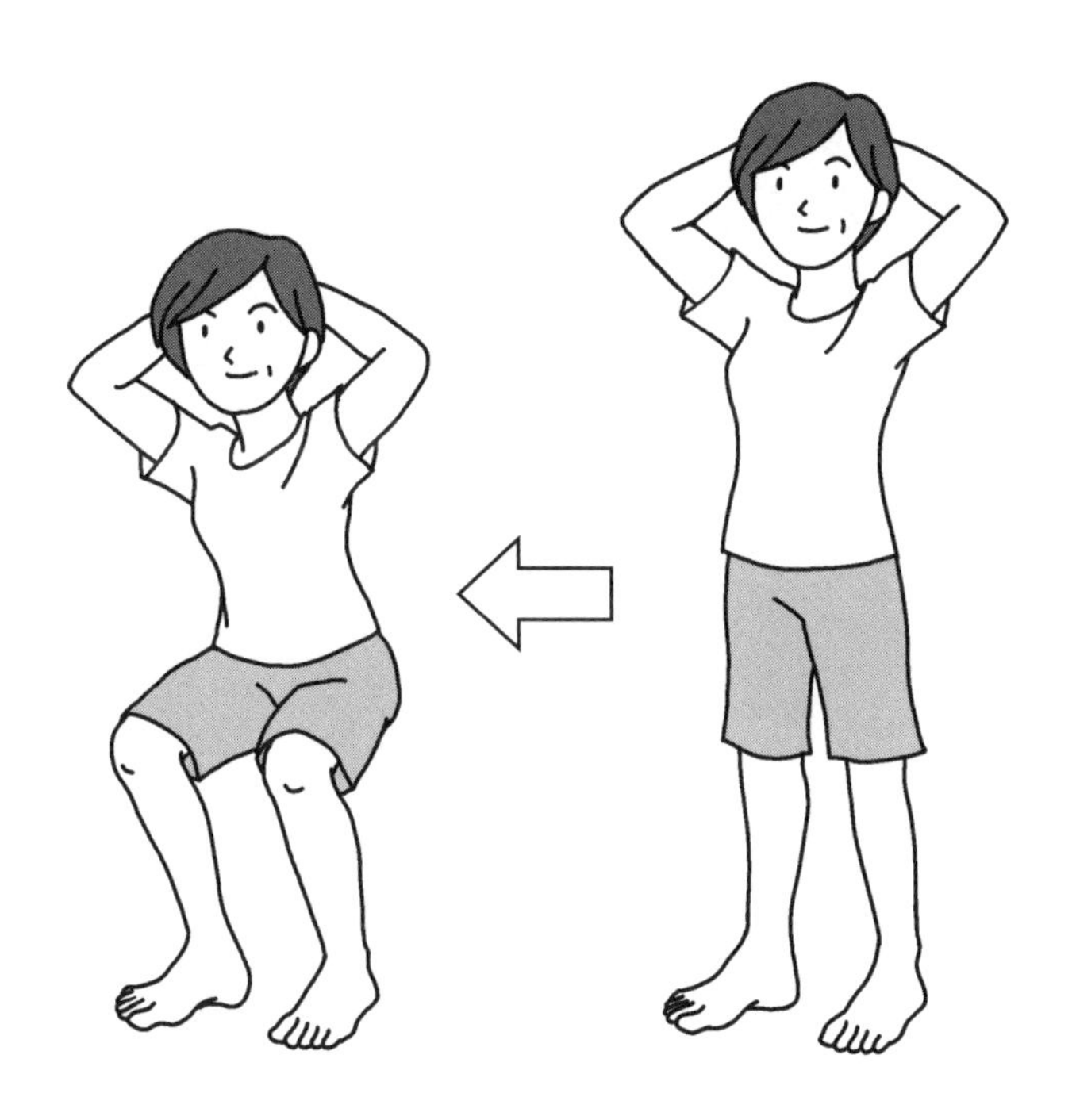

立位姿勢で足を肩幅に開き、頭の後ろで手を組む。背中をまっすぐ伸ばしたまま股関節と膝関節を屈曲させる。膝関節が90度になったら、股関節と膝関節を伸展して、元の姿勢に戻る。これを30回繰り返す。

⑦腓腹筋を鍛える

スタンディングカーフレイズ

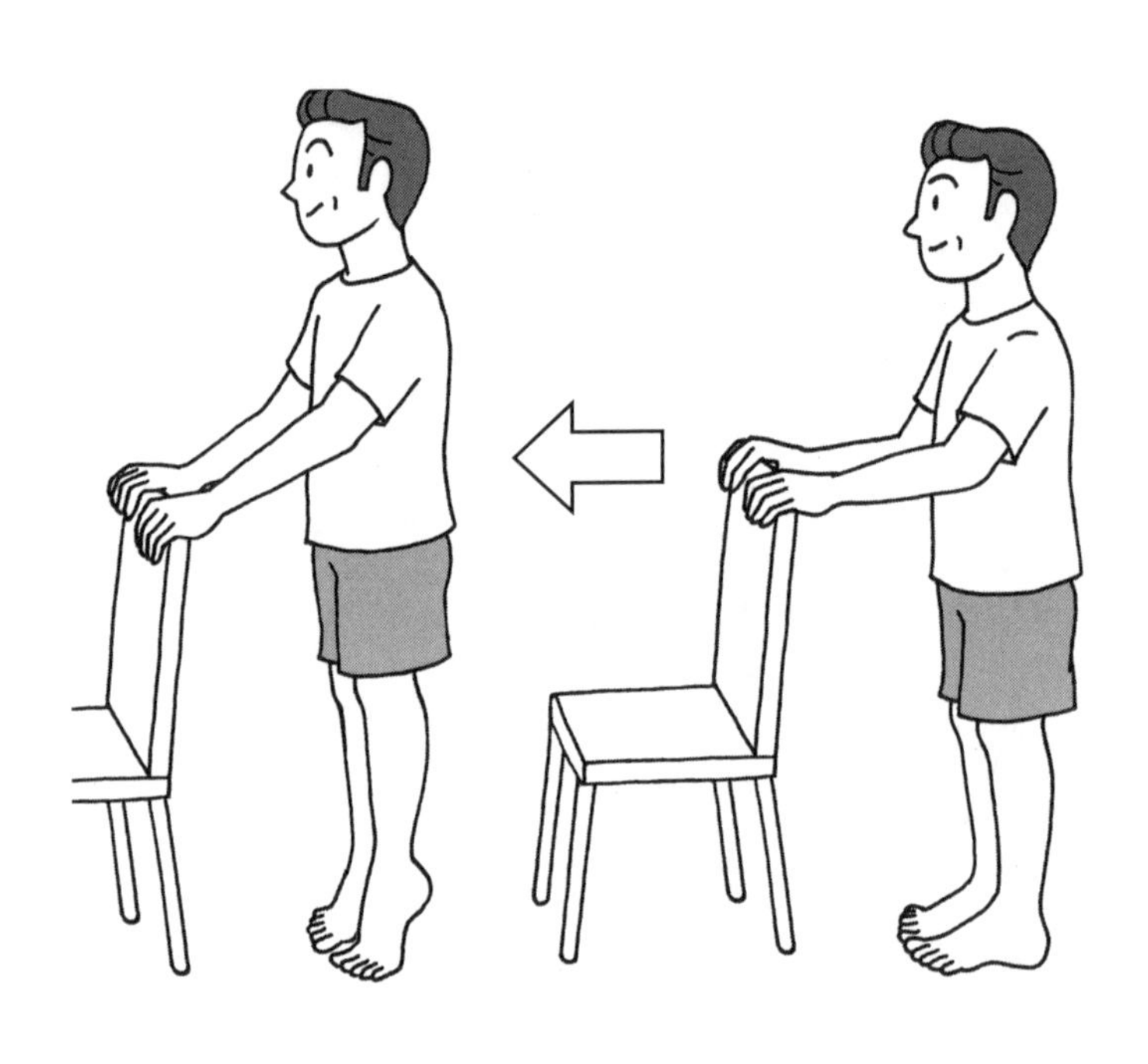

立位姿勢になり、できる限り踵を上げて爪先立ちになる。踵が地面につくまで戻る。これを50回繰り返す。私は何にもつかまらないでやっていますが、足腰に不安のある方は、転倒防止のために、イラストのように、イスなどにつかまって行ってください。

この7種類の筋力トレーニングは、場所も器具も必要とせず、短時間でき、しかも1週間に2~3回で十分な筋力を維持できるのです。

その狙いは全身のうち、主要な筋肉をまんべんなく鍛え、維持することにあります。

繰り返しになりますが、このように、1回たった5分くらいの我流トレーニングを、週に2~3回実施すると、70歳を超えた今、同世代の人々と天と地ほどの差が生まれていることに気付かされます。

筆者が73歳になった今、周りの同世代のほとんどの人々が高血圧症や糖尿病などの生活習慣病に陥ったり、腰や膝などの痛みを抱えたりしています。

他方筆者は、病気1つなく元気で、歯も1本も欠けることなく虫歯もありません。

繰り返しになりますが、70歳代になって、天と地ほどの差を生む秘訣は、週2~3回の我流トレーニングと、毎日実施している筆者が開発した「ストレスフリー療法」さらには、自ら作る、野菜豊富な高タンパク食にあると思います。

付言しますと、薬やサプリメントの服用は一切ありません。

第4章

若返り革命

了徳寺大学の研究テーマは、人々の古からの夢である「不老長寿」でした。

しかしながら、了徳寺大学はまた一歩前進して「若返り」をテーマとしました。

若返るとは、人類や生物が時を経て当たり前に老化していく全身症状から抜け出し、10歳以上若返ることと定義したのです。

現代医学的には、老化の代表疾患の白内障などは典型的ともいえる退行性病変であり、不可逆性疾病ともいえると思います。

私たちが発見した体表点4カ所に、1日30分ずつやけどしない48℃未満の心地良い温熱刺激を与えることにより、白内障や老眼が手術なしで自然治癒していくことを目指しました。

それだけではありません。

高血圧症、高脂血症、糖尿病などの生活習慣病、また、さまざまながんもある意味老化現象といえると思います。

これらの老化現象から若返って、今抱えているさまざまな病気ともバイバイするのが、この「ストレスフリー若返り療法」なのです。

さらに病気との決別だけでなく、男性は強くたくましくなり、女性はスマートで小顔に、そして老化によって生じた顔を中心としたシミがなくなり、肌もスベスベと美しくなっていく、というような世のすべての人々の願いをかなえてくれるのです。

1 筆者の白内障

今から10年前、筆者は小型船舶免許更新時に左目がほとんど見えなくなっていることに気が付きました。

早速、自宅近くの眼科を受診すると、「両目とも白内障ですね。手術が必要です」と言われ、3カ月先の手術予定まで決められてしまいました。

しかしながら、いろいろと専門家の話も聞いてみると、手術によって必ずしも以前のような見え方に戻るともいえず、手術によって視力を失う事故も起きています。さらに白内障で手術をした経験を持つ人は、黄斑変性（おうはんへんせい）症になる確率が2倍以上になるともいいます。

水晶体を取り除いた後の網膜が急速に老化しやすいとされ、手術しない人の5年が30年に匹敵するともいわれています。

そのようなことから、筆者は手術の予定を取り止め、自然治癒を目指すことにしました。

折しも、人体からストレスを減じる「ストレスフリー療法」を開発しておりましたので、毎日「ストレスフリー療法」を実施した結果、軽症の右目は1カ月ほどで完璧に治癒したのでした。

しかしながら、重症の左目は一進一退を繰り返して約10年が経ちました。

2

重度の白内障からの回帰を目指して

第1章でも述べたように、目の中で、カメラでいえばレンズにあたる水晶体が白く濁ってしまうのが白内障です。

水晶体は厚みのあるレンズのような形をしており、直径が9～10ミリメートル、厚さが3～4ミリメートルの文字通り透明なレンズで、薄い膜である「のう」で包まれています。また、中心の硬い部分を「核」、周りの柔らかい部分を「皮質」といいます。

水晶体には血管も神経もありませんが、すぐ前の前房と、後ろの後房に満たされている「房水」という液体から、上皮細胞を通して栄養素を取り入れ代謝をしているのです。

白内障は薬の副作用や外傷によって起きることや、糖尿病やアトピー性皮膚炎の合併症としても起きることもあるとされますが、ほとんどは加齢による「加齢性白内障」とされています。一般的に40代からみられ、60代では約7割、70代では8割以上、80代ではほぼ全員に白内障がみられるとされます。

水晶体が濁るのは、老化に伴って水晶体に含まれているタンパク質が変性したり、水分の量が変化して成分のバランスが崩れたりするためと考えられています。しかしながら、タンパク質が変性する原因は判明しておらず、老化による生理現象とされています。

2020年7月から8月にかけて、私は成長ホルモンの分泌を亢進させる体表点を発見するためにもがいていました。それまで体表点のうち、顔面部のある2つの点を刺激することによって眼底血流を改善する方法を発見し、その結果、右目は正常となり、重度の白内障であった左目も、近くの大きな文字は判別できるように改善されていました。

ところが約2カ月の間、この2つの治療点をなおざりにした結果、気付いたときにはほとんど左目の視力が失われていたのです。

さらには2020年11月、久しぶりに帰省してきた外科医の長男から「親父、左目の濁りがすごいね。もうそれは元に戻らないから手術した方がいいよ。友人に白内障の手術の名医がいるから紹介してあげるよ。たった5分か10分で終わるんだから」と言われてしまいました。指摘の通り、鏡を見ると左の瞳の中心部は真っ白になり、もはや絶望的にみえたのです。

白内障はおよそ以下のようなタイプがあるとされます。

白内障の分類

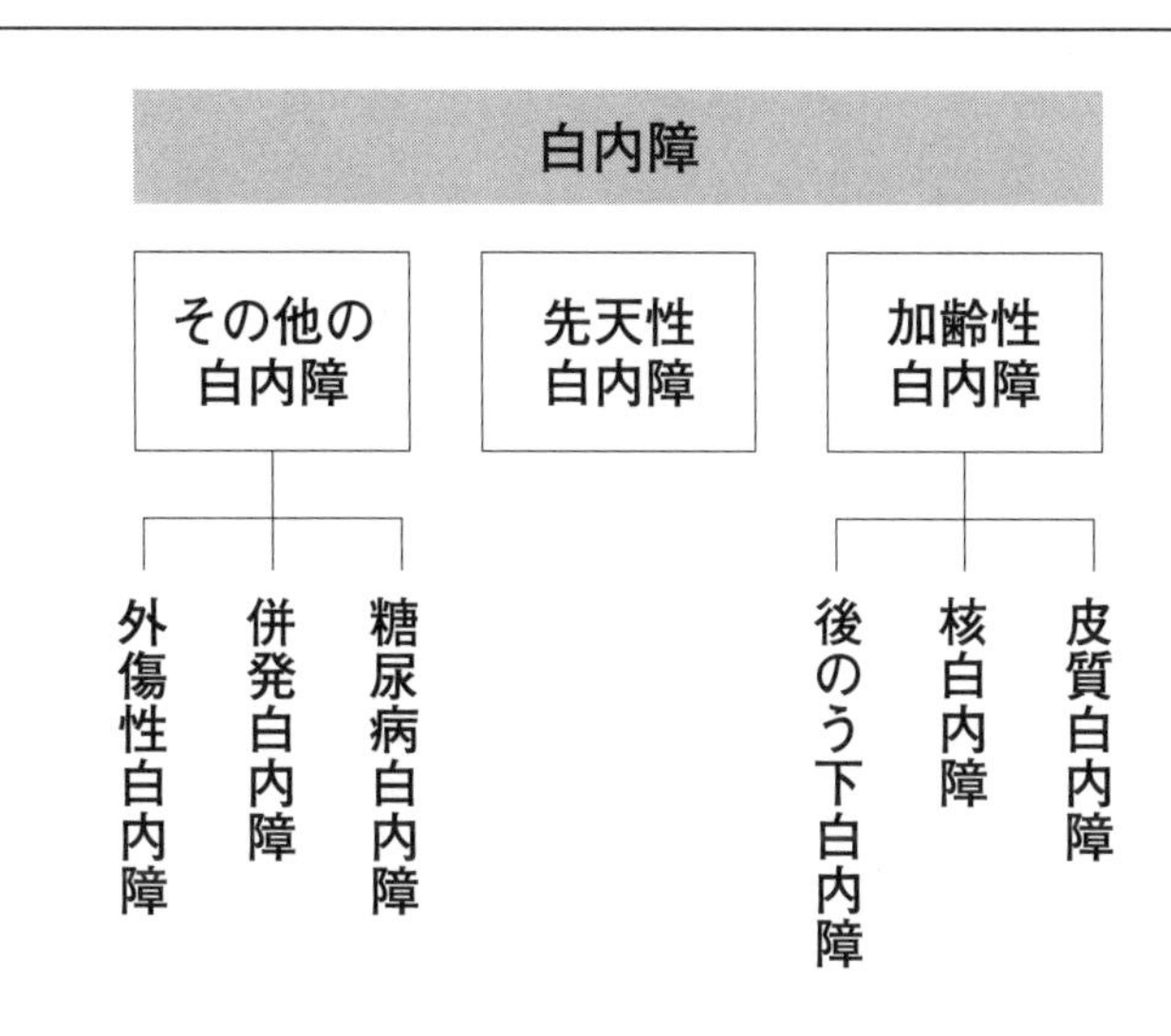

筆者の白内障は、水晶体の真ん中にある核の部分から濁り始めるものです。

核は皮質よりも水分が少なく硬いもので、元来、水晶体の代謝に伴って生じる老廃物が集まった部分です。若いうちは目のタンパク質の線維が規則正しく並んでいるため、透明さを保てているのですが、老化してくると線維の並び方が崩れるなどして真ん中の核の方へ押し出され、核の部分のタンパク質濃度が上がり視力に障害が起きるようになるとされています。

しかしながら、そのとき、私の人生哲学の1つ「ピンチはチャンス」というフレーズが思い浮かびました。以前学んだ水晶体の解剖学的見地から眼球の水晶体を取り巻く環境を思い浮かべていたのです。

それは、すでに述べてあるように、眼球の水晶体は前後にある房水という液体で満たされていますが、この房水によって代謝がなされているという事実です。

筆者は、このとき4カ所の治療点を見い出しました。

この狙いは、水晶体の代謝亢進を果たすには、上まぶた上にテープを貼り、テープの上に直径1・5ミリメートルの導子を装着し、「ストレスフリー療法」による心地良い温熱を間欠的に送ると、水晶体の代謝が亢進するのではないかと仮説を立てたのです。

4点の治療点

左足裏F点　筆者が発見した足裏の万能ツボです。

左足の三里　東洋医学で代表的な消化器系を司る名穴です。

右N点　2020年7月に筆者が独自に発見した、加齢により失われた成長ホルモンを分泌亢進させる体表点。

左P点　上まぶたと下まぶたを次ページの

「ストレスフリー若返り療法」の治療点

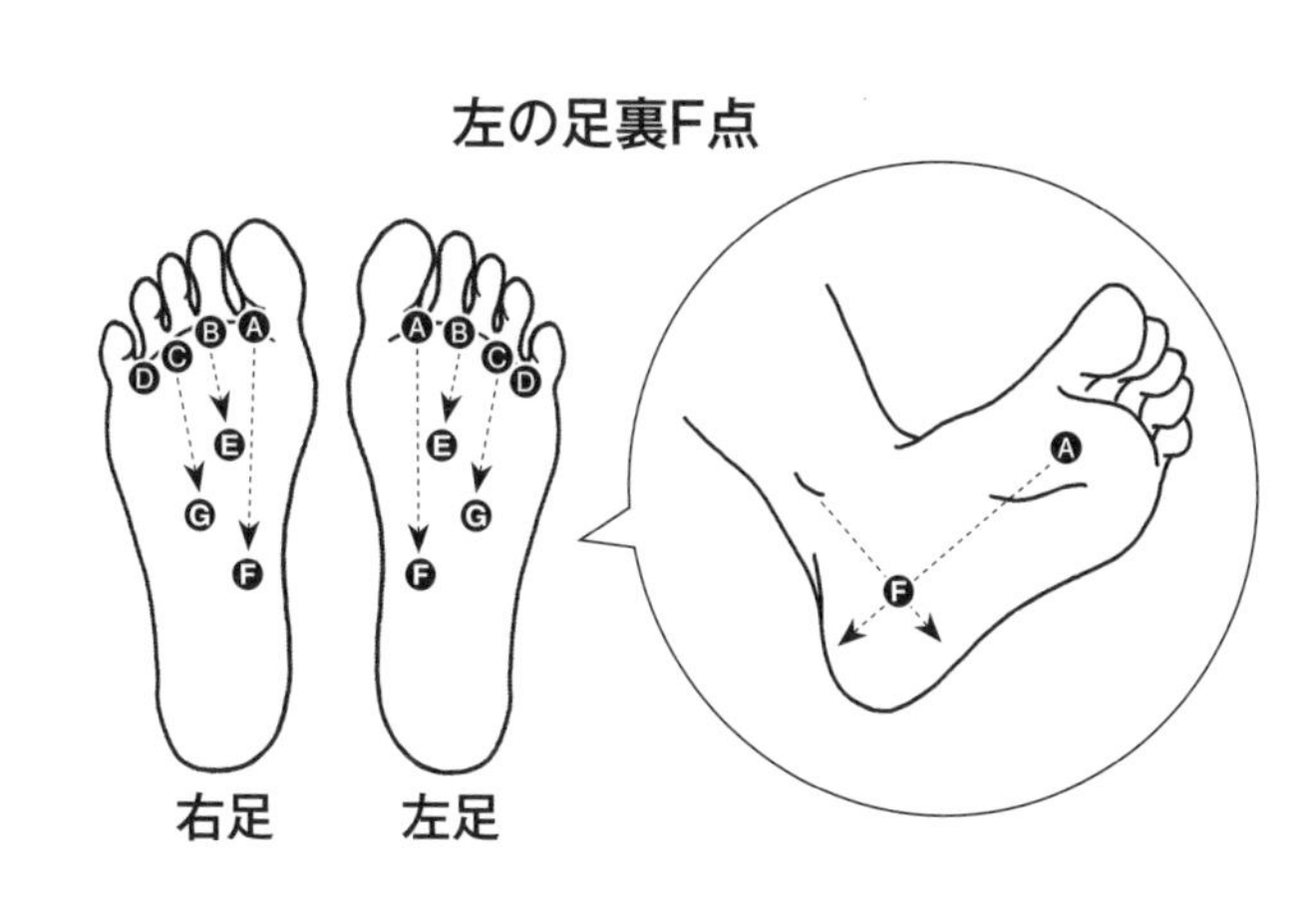

眼瞼上の中心P点

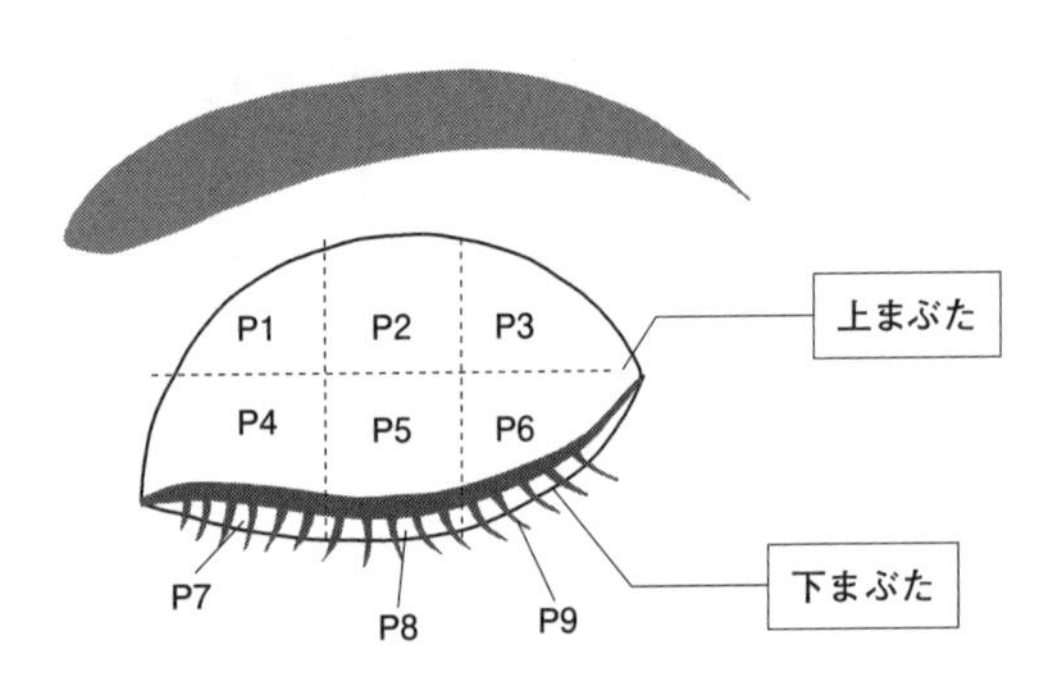

左足の三里

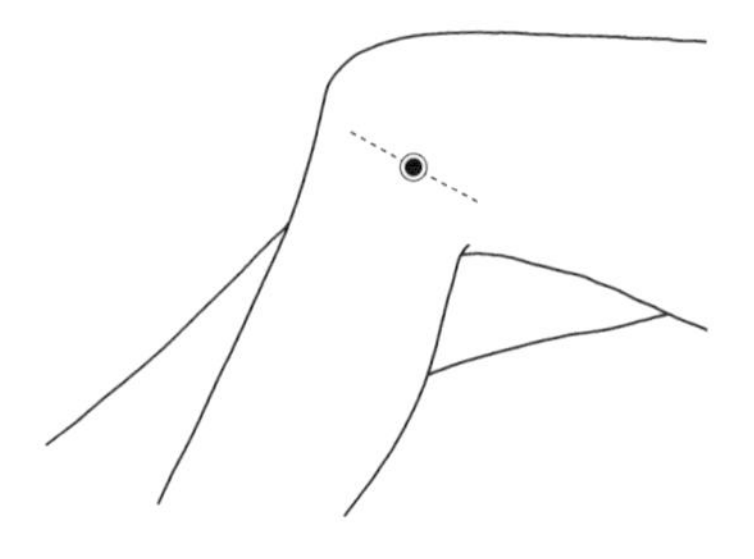

脛骨粗面（スネの骨から膝の皿に向かって指で表面とをなぞっていくと自然に止まるところ）と「陽陵泉」というツボ（膝のやや下にある骨のでっぱりから１寸〈約３センチ〉ほど下）の２点を結ぶ中間点。

右のN点

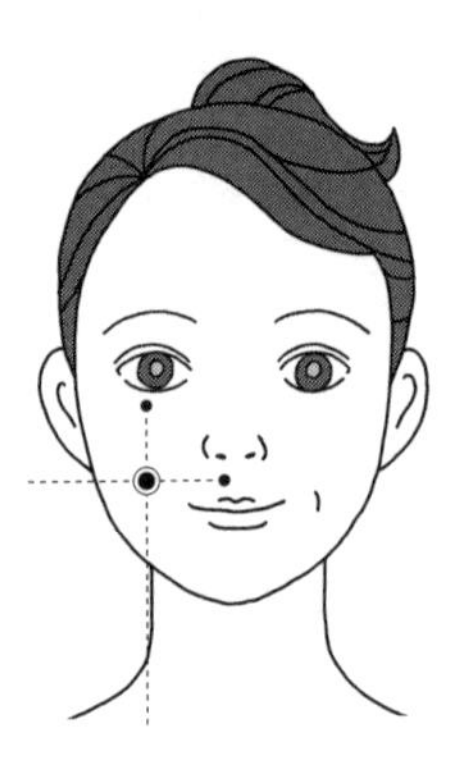

前ページの左の足裏Ｆ点のほか、上の３つの治療点に心地良い温熱を同時に加えると、水晶体の代謝が亢進すると考えられます。

図のように9エリアに分類し、触診してP2・P5に治療点を求めます。

(なお、このP点への施術は医師の管理下で実施されています。決してご自身で温めようとはせず、専門のクリニックに行ってください。)

3

身体内部からの若返り

筆者は今から11年前に人体からストレスをとる、「ストレスフリー療法」を開発しました。

人体からストレスを減じると、何が起きるのか。人類未知の驚くべき現象が起きるのです。

それは、繰り返し説明してきたように、

①血液中のストレスホルモンであるコルチゾールの低減
②腸管の蠕動運動の亢進
③2～4倍の末梢の血流増幅
という3つの現象であり、これらが必ず三位一体で起こることの不思議でした。

しかしながら今日まで、10万回以上の臨床を重ねてきましたが、脳を含む頭部への血流は1・2倍ほどしか増幅することはありませんでした。

何をなしても、脳を含む頭部への大幅な血流増は起きないというのが「ストレスフリー療法」の定理でした。

しかしながら、目の水晶体の代謝を上げる目的で実施したP点への熱刺激によって、10年以上10万回を超える臨床でも果たせなかった頭部血流の2倍以上の増幅を果たしたのです。

大きな山が動いたのです。

頭部の血流測定は、顔面動脈の枝部に測定用端子を装着し、レーザーを当てることによって血液中の赤血球の数をカウントして測定されています。

頭部の血流増幅による期待効果は、とどまることがありません。

私たちの身体のすべてを統括する脳は、大量の血液の供給が必要とされ、その供給量も驚くべきものです。

私たちの脳は、成人でおよそ1・3キログラムしかありません。体重比にすると、わずか3％にしかすぎないのです。

ところが脳は、ほかの臓器に比べて圧倒的なエネルギーを必要とすることが知られています。体重の3％でありながら、心臓から拍出される約20％もの血流を受け、同じように全身で消費される酸素の20％をも脳が消費するといわれています。

このように、脳はほかの臓器に比べて圧倒的に大量のエネルギーが必要とされ、大量の血流によってグルコースや酸素などが送り込まれているのです。

このような背景から、ストレスなどで少しでも脳血流が低下すれば脳組織へのダメージは大きく、脳の退化や変性、また、ドーパミンなどの合成に支障が起きるのは必然と考えられます。

その脳への血流が、2倍以上増幅することで計り知れない効果を生むことは、想像に難くありません。

全世界的に増加の一途をたどる加齢が原因の認知症やパーキンソン病、また、ストレスフルな社会現象の一端を示すとみられる、増加傾向にあるうつ病だけでなく、ほぼすべての人類の老化や病気に脳への血液供給が、大きく関与していることは間違いありません。

目の水晶体の代謝改善を目的にした筆者の挑戦は、人類を救済できるような、想像もしなかった脳や顔面への大幅な血流増を実現したのです。

4 重度の白内障が治る

繰り返しになりますが、画期的なことなので、改めて筆者の白内障の話をさせてください。

まぶたの上に治療点を見い出してから、毎朝45分ずつ独自の治療がスタートしました。おそらく人類史上初めての重度の白内障からの自然回帰を目指したのです。

治療を始めてから驚いたのは、図のP2点とP5点への刺激は極めて心地良いことでした。

また、筆者をさらに驚かせたのは、瞳孔の中心部の白い濁りが日に日に小さく、薄くなっていくという事実でした。

そして、2週間くらい経った頃からボンヤリと見え始めてきたのです。

最初は、上まぶたとはいえ、眼球の直上に温熱刺激を与えることに戸惑いや懸念を覚えていたことは事実です。しかしながら、このようなリスク

眼瞼上の中心P点

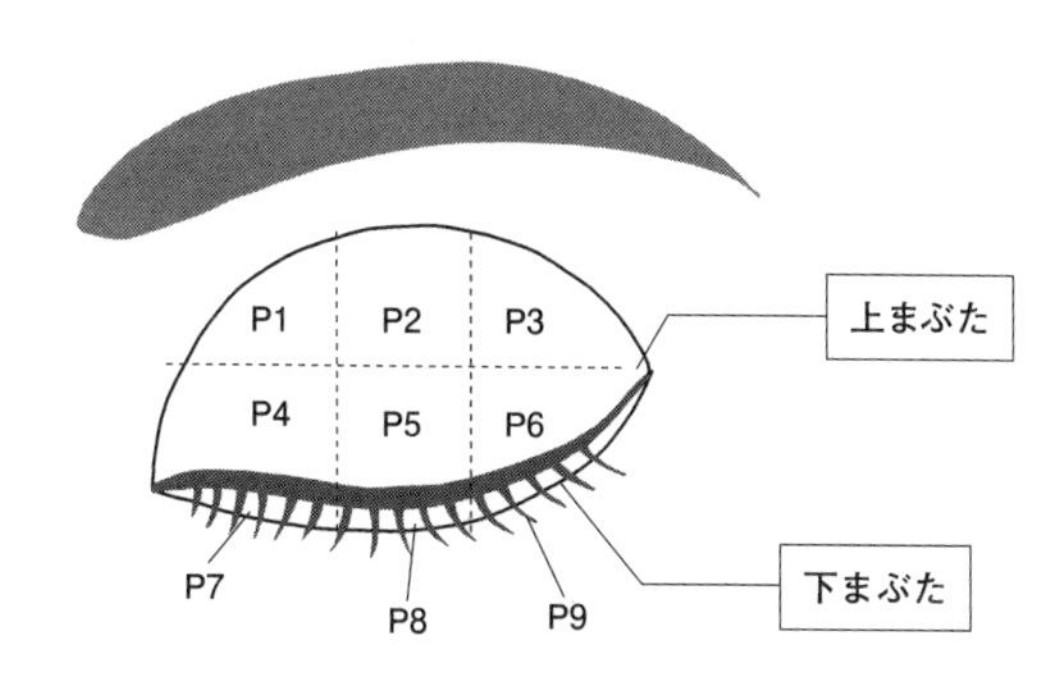

のある治療技術はほかの人に依頼できるはずもありません。

もしも、目に重大な副作用があっても後悔はするまいと腹を括っていました。

そのことでたくさんの人々を救済できるとしたら、「若返り革命」を目指す私にとっては当然のことだと思えたのでした。しかしながら、そのような懸念は最初の治療で吹き飛びました。好転を予知できるような極めて心地良い温かさを感じる治療となったのです。

しかも、たくさんの体表点やツボの治療を試し経験してきた筆者は、この眼球中心直上のまぶたは、人類にとって最大級の若返りを果たせるツボではないかと洞察しました。

日に日に、まるで薄皮をめくるように眼球の中心部の白い濁りは消失していきました。

それだけではありません。今までの「ストレスフリー療法」よりも血流の増幅が大きいように思われました。手足の末梢が、ことのほか、ポカポカであったり、腸管の蠕動運動や睡眠の質が格段に向上したりすることが実感されたのです。

目の白濁が消失していく過程で、身体の諸々の若返りを確認することになります。

特に、眉や上まぶたが上がっていくのです。

また、手首背側にあったシミが消失していきました。

現在、左手首のシミは全部消失しました。73歳なのにです。

右手首背側のシミもほとんど消えたり、薄くなってきたりして、消失寸前になっています。また、顔面のシミもほとんど消失して、右頬にある直径1センチくらいの円形のシミも、薄くなっていて消失していくとみられます。

なぜなら繰り返しの紹介になりますが、次ページのグラフのような結果が出ているからです。

臨床試験の主立った結果

治療前後の
コルチゾール分泌量の変化

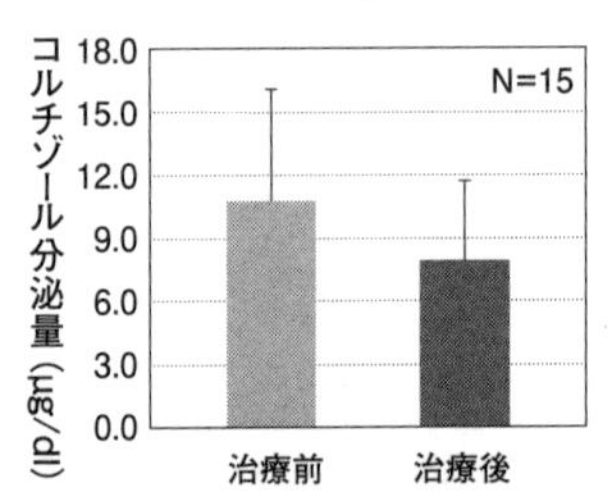

対象：健康な成人男女15名 47歳～69歳
（上の事例は、論文：preliminary Results of Highly Localized Plantar Irradiation with Low Incident Levels of Mid-Infrared Energy which Contributes to the Prevention of Dementia Associated with Underlying Diabetes Mellitus. Laser Therapy.24(1)27-32.2015.）

治療前後の
血流量の変化

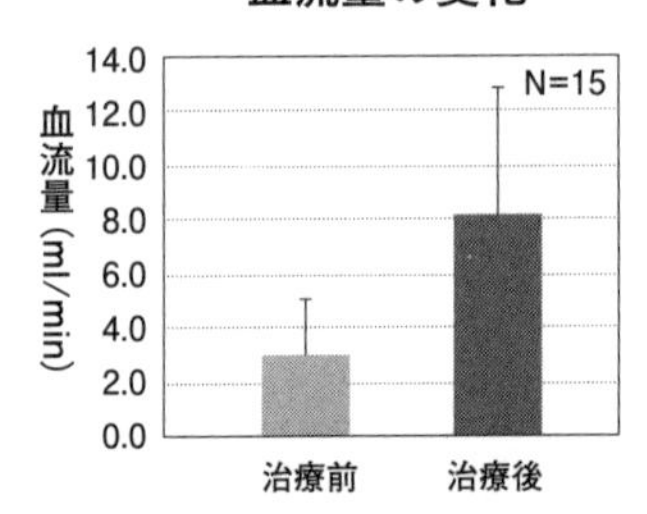

対象：健康な成人男女15名 47歳～69歳
（上の事例は、論文：preliminary Results of Highly Localized Plantar Irradiation with Low Incident Levels of Mid-Infrared Energy which Contributes to the Prevention of Dementia Associated with Underlying Diabetes Mellitus. Laser Therapy.24(1)27-32.2015.）

治療前後の
成長ホルモン分泌量の変化

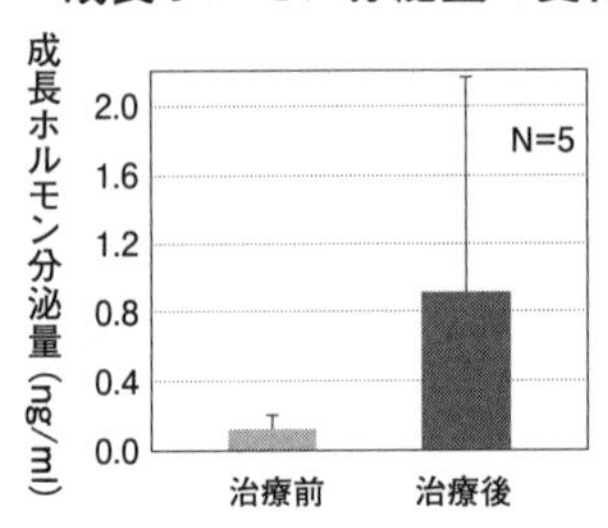

対象：健康な成人男女5名（51歳～56歳）

治療前後の
IGF-1分泌量の変化

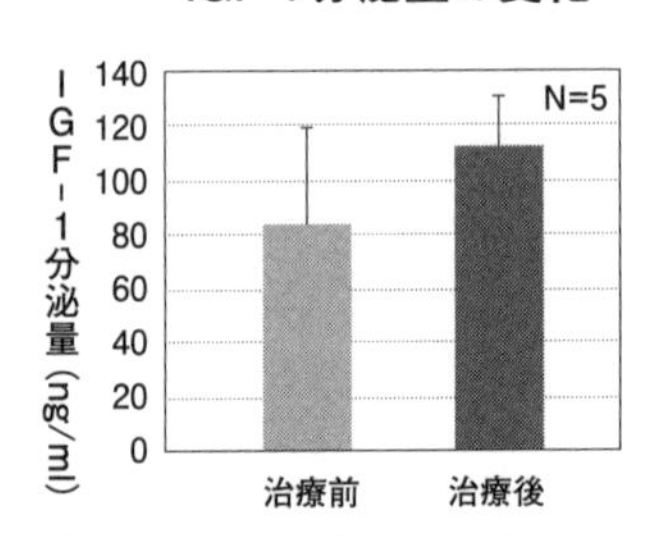

対象：健康な成人男女5名（51歳～56歳）

24ページのグラフをもう一度紹介します。すべての値で改善がみられます。

第5章

「ストレスフリー若返り療法」難病への挑戦

1 難病パーキンソン病にチャレンジ

これまで述べてきたように、筆者が人体に若返りが起きることを発見したとき、真っ先に考えたことは、人体に若返りが起きるということは、老化によって起きるほぼすべての病気を治せるのではないかという考えでした。

それを果たすことができたなら、世界中のたくさんの人々を救済できるだけでなく、筆者のライフワークである「不老長寿から長じて、若返り革命」の実現に近付けると思ったのです。

さらに、たくさんの病気の中でも「現代医学では根治療法がないとされるパーキンソン病が治せるのではないか」という思いがすぐに頭をよぎったのでした。

パーキンソン病は、重症化すると寝たきりになるだけでなく、介護が必要となるきっかけになる難病に指定されている病気です。

主に50歳以上の中高年にみられる進行性の疾患で、手足のこわばりといった初期症状から最終的には寝たきりになることもある、現代医学では完治が難しい難病として知られています。

今回は「ストレスフリー若返り療法」を応用した筆者たちの研究成果を報告し、日本国内だけでなく世界中のパーキンソン病で苦しまれている人々に、希望の灯をともしたいと思います。

2 パーキンソン病とは

パーキンソン病のパーキンソンとは、ジェームス・パーキンソンというイギリス人の開業医の先生が１８１７年（日本では江戸時代）に『振戦麻痺(しんせんまひ)に関する論文』というタイトルで本を書いて報告したことに由来します。
パーキンソン病は、手足の震えや筋肉のこわばりなど運動機能に障害が現れる病気として知られています。「手足が震える」「動作が遅くなった」などという自覚症状が出たら、パーキンソン病を疑う必要があります。
症状は必ず片方から出始め、段々と反対側に広がっていくという特徴が知られています。この動きの症状は、４つの主な症状から成り立っているとされます。

【振戦（震え）】

振戦というのは震えのことです。手足の震えがみられ、特にパーキンソン病の震えは「静止振戦」といい、仰向けに寝ているときや、手をじっと膝の上に置いているときにみられたり、歩いているときに手が震えたりするとされています。

【筋強剛（筋肉が硬くなる）】

パーキンソン病では筋肉が硬くなります。

【無動】

パーキンソン病の患者様は動きがゆっくりになります。このことを医学用語で無動と呼びます。

歩くときにすくんで足が出にくくなる「すくみ足」や、顔の表情が乏しくなったり、話し声が小さくなったりするのも無動の症状と考えられています。

【姿勢反射障害】

これはわかりやすくいうと、バランスが悪くなることです。

姿勢反射障害が出てくると歩いているときに転びやすくなります。特に方向転換が難しくなり、転びやすくなるとされます。

この症状は、パーキンソン病が進行してから出る症状となります。

パーキンソン病の脳の変化

私たちの脳は、大脳と小脳、脳幹の3つに分けられます。大脳と小脳の表面には皮質といって神経細胞の集まっている層があります。大脳小脳の深いところや脳幹にある神経細胞の集団は、「核」と呼ばれています。核はそれぞれ機能を持っており、例えば脳幹にある動眼神経核は目を動かす機能を担っています。

パーキンソン病の原因と関係が深いとみられているのが、この核の中でも黒質(こくしつ)と大脳基底核(だいのうきていかく)という一群の「核」です。大脳基底核には種々の核があり、これらの核は連絡がなされています。

神経細胞同士の連絡は、神経細胞が突起を伸ばしてほかの神経細胞の突起に接触して行われています。神経細胞同士の突起はつながっておらず、わずかなすき間があいています。神経細胞の突起から「ドパミン」という神経物質が放出されて、このすき間を通じて情報が伝わる仕組みになっています。

大脳基底核は、最後に大脳皮質の運動に関係するところに信号を送ります。その大脳皮質の神経細胞から長い神経細胞が出て、脊髄（せきずい）の神経細胞に行き、脊髄の神経細胞から突起が出て筋肉に達します。

こうして、大脳皮質の指令が伝わり筋肉が収縮して手足が動く仕組みになっているのです（これら伝達の仕組みは、もっと複雑になっていますが簡略に記してあります）。

パーキンソン病では、脳の中で黒質の神経細胞が減少します。

黒質というのは、脳幹の中脳という部位にあります。黒質は神経細胞の集団では「核」の1つですが、メラニンという黒い色素が含まれて黒く見えるため、黒質と呼ばれています。

パーキンソン病では黒質の神経細胞が減っていくため、黒質から信号を送るドパミンが少なくなってしまいます。このドパミンの欠乏がパーキンソン病の主因とされているのです。

3

パーキンソン病 ステージ5の人が歩けた

現代医学的なパーキンソン病の治療は、ここまで記してきたように、中脳にある黒質の神経細胞の減少によるドパミンの薬物的補充が主体となっています。

パーキンソン病の薬は、病気の進行が抑えられるとはっきり証明されているわけではなく、症状を軽くする対症療法といわれています。

筆者たちは黒質の神経細胞が減っていくのは、ストレスを中心とする脳の血流の低下が根底にあると考えています。

各種脳細胞も独自に生きているわけではなく、豊潤な血流によって、酸素やグルコースなどのエネルギーを供給されてこそ存在できることは疑いようもないことです。

さらに、パーキンソン病の原因の主体である神経伝達物質ドパミンでさえも、そのもとは血液によるものであることは当然のことです。

しかしながら、「ストレスフリー療法」の初期の治療パターンはパーキンソン病には無力でした。

つまり、1・2倍ほどの血流増幅では改善されないことがわかっていたのです。

しかしながら筆者が新たに発見した、施術開始からわずか1分で、脳や顔面など全身への2〜4倍の血流増幅と、20歳から減少する成長ホルモンを分泌亢進させる「ストレスフリー若返り療法」ならば、可能性が大いにあると考えました。

筆者と長い年月親交があり、鹿児島から徒手空拳（としゅくうけん）で上京され、立身出世を果たされた大実業家でありながら、

ヤールの重症度分類

ステージ1	症状が一側のみ
ステージ2	症状が両側
ステージ3	姿勢反射障害がみられる（倒れやすくなる）
ステージ4	歩行は介助なしである程度はできる
ステージ5	介助なしには歩けない

パーキンソン病に罹患され、今はほとんど歩行もままならず、ヤールの重症度分類でステージ5のK氏がいらっしゃいます。

K氏に事情を説明して、善意の治療を無償でしたいとお願いしたところ快諾いただき、来院していただくことになりました。

K氏は、ほとんど秘書の方に抱きかかえられるように来院されました。また、会話もパーキンソン病特有の3大症状の1つ「無動」の症状である小声で、呂律(ろれつ)も回らず会話が成り立たない状況でした。

ところが「ストレスフリー若返り療法」の施術が15分経過したところで、K氏が「ちょっと熱いかな」と誰にでもわかる大きくてハッキリした発言をされたのです。

筆者もうれしくなり「会長、言葉になってるじゃないですか」とお声掛けすると、付き添いの人々、治療スタッフとの間に歓喜が起きたのです。

45分間の治療後のK氏の動作は驚くべきものでした。治療終了後は、自らスクッと立たれ「ちょっと、トイレに行きたくなった」とスタスタ歩いて行かれたのです。

そして帰り際には、筆者の手を強く握られ「先生ありがとう」とあいさつされ、しっかり自分の足で歩いて車まで行かれたのでした。

4 パーキンソン病 ステージ1の著しい良化

私たち了德寺大学の整形外科グループ6院に、パーキンソン病を患いながら通院されている患者様がいないかを調べてもらいました。

すると、両国にあるクリニックにステージ1の片側性のパーキンソン病で、すでに難病指定を受けて通院されている患者様がいらっしゃったのです。

そこで、了德寺大学理学療法学科の盆子原秀三先生に治験を依頼し、その方に「ストレスフリー若返り療法」の被験者のお願いをすることになりました。

患者様は、64歳女性、3年前に左手の震えから始まり、気力減退を訴え、近隣の医院で受診されました。

一般の頭部画像ではわからず、ほかの病院でドパミン分泌に関する中脳などの変性・脱落の程度を評価する検査を行い、パーキンソン病の確定診断となりました。ヤールの重症度分類では、左手の振戦のみなのでステージ1となります。

最初にお会いしたときは少し元気のない印象で、事務の仕事を辞めるという話をされていました。

理学療法評価として代表的なのは、親指と人差し指を合わせるタップ動作（下のイラスト参照）や手のグーパー動作をできるだけ早くしてもらうことです。

「ストレスフリー若返り療法」の介入前と介入後での変化をビデオで撮影し、その動きをコマ送りして評価してみました。その結果が次のグラフになります。

縦の軸が親指と人差し指との間の距離、横

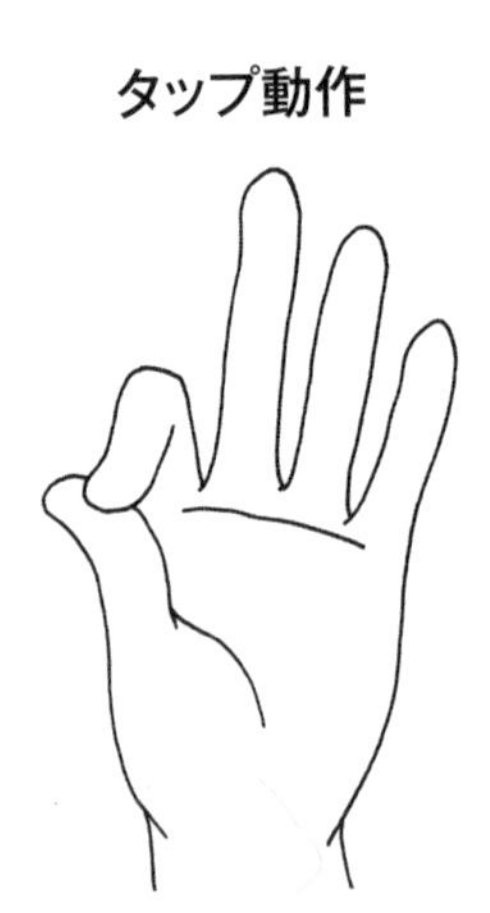
タップ動作

「ストレスフリー若返り療法」による タップ動作の変化

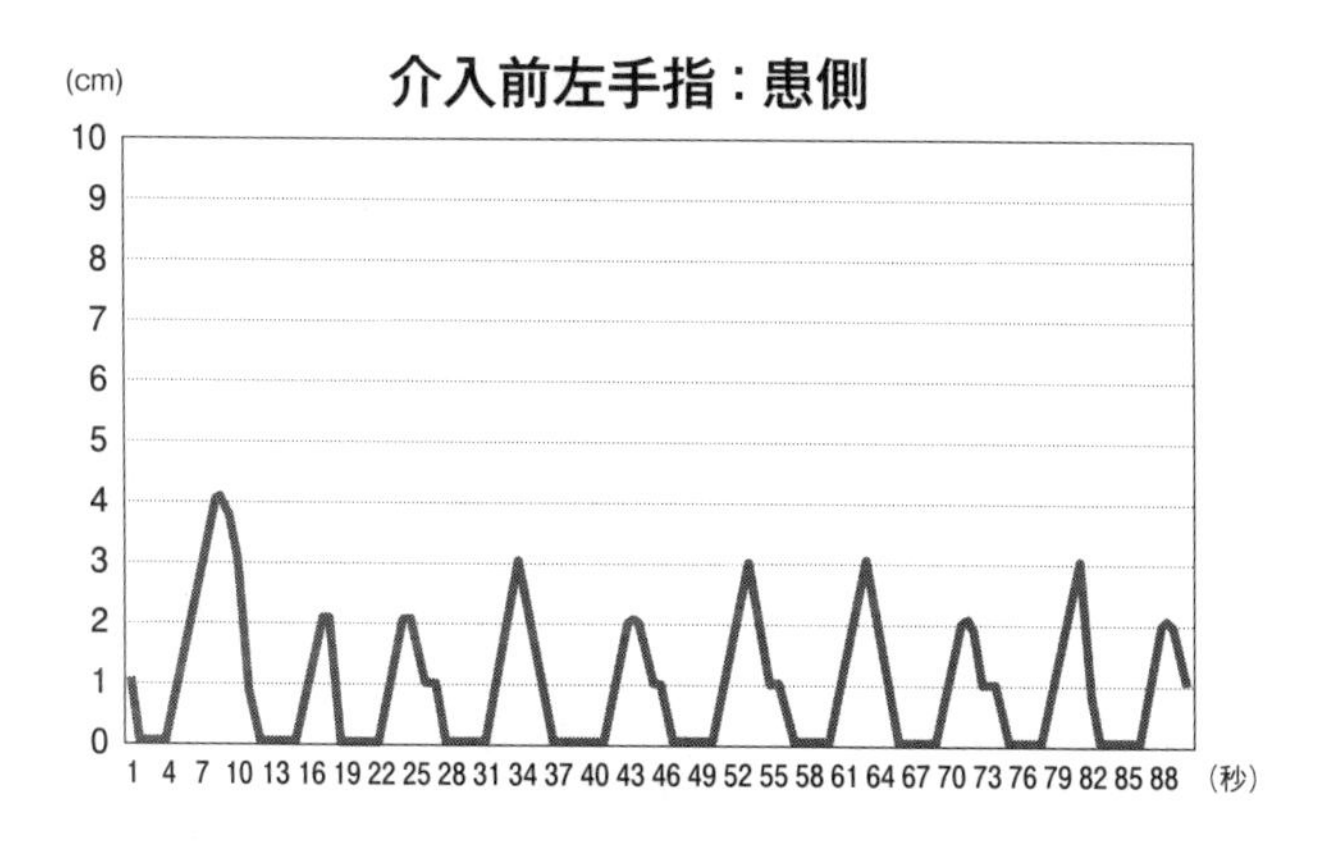

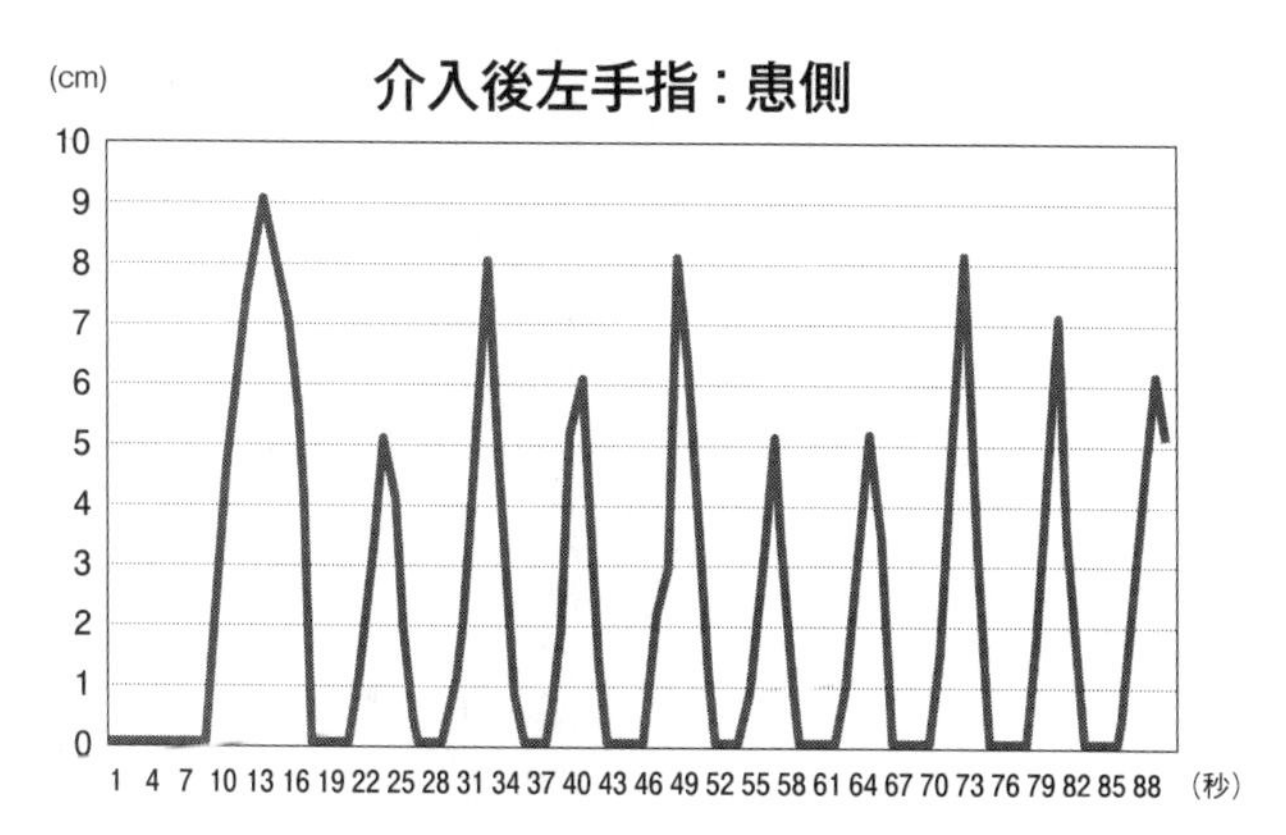

64歳のパーキンソン病女性のデータ（縦軸が親指～人差し指の距離、横軸が時間）。1度の「ストレスフリー若返り療法」で、親指と人差し指の動きが大きく、早くなったことを表しています。

軸が時間になります。明らかに「ストレスフリー若返り療法」を受けた方が良くなっているのがわかります。それも療法1回で即時効果が出たのです。

患者様は「すごい、すごい、良くなっている」と喜んでおられました。歩行についてもすくみ足がなく、非常に滑らかな歩様になり、歩きやすくなったとのことでした。

初期から週に2~3回ほど「ストレスフリー若返り療法」を行い、1カ月が経過しました。現在は手先の改善により調理ができるようになり、また最近、家族から「歩き方が良くなった」と言われ、生活全般に対して非常に意欲的になり、今は再就職先を探しているとのことでした。

5 若年性パーキンソン病がみるみる改善

現在著名なカリスマ経営者で若年性パーキンソン病のM氏の治療も進めています。

この方は、本人の意志とは無関係に身体が突発的に動く不随意(ふずい)運動が顕著で、言語障害が強い状態です。

3回目の治療を終えた現在、不随意運動の振幅は大幅に減少したほか、言語機能の大きな改善が見られ、はっきりと言葉が話せるようになっています。また、便秘が改善されたと喜ばれています。

このように、「ストレスフリー若返り療法」によって、難病パーキンソン病の回復がみえてきました。

M氏のパーキンソン病治療の依頼に来られた会社役員の方が、紹介時に筆者に発した「M氏のパーキンソン病の症状に少しでも改善がみられましたら、それだけでもすごいことになります」という言葉が、この難病の根治の難しさを物語っています。

パーキンソン病の中でも30代、40代で発症する若年性パーキンソン病は非常にまれです。ジスキネジアという自分ではどうすることもできない全身の不規則な動きが出てしまっていました。

特に視覚、聴覚、嗅覚を司る重要な器官がある頭部の不随意的な動きによって全身のバランスを崩しやすく、真っ直ぐに座ることすらできない状態になります。話し方も人相も違って見えますが、認知機能は一般的に維持されています。

また「ストレスフリー若返り療法」を目的に来院された50代の男性は、30代で若年性パーキンソン病を発症されていましたが、現在でも上場企業の代表として、指導者としてご活躍をされ続けておられます。

初回では、歩く際、特に方向転換時にバランスが崩れ、付き添いの方の介助を必要としました。言葉も聞き取りづらく、頭部、手足の不規則な動きが著明でした。

216ページの図は歩行中の身体重心の変化を表します。

身体重心は身体の第2仙椎（せんつい）の高さにあります。歩いている際の重心の動きは、後ろから見ると蝶が舞うように8の字を描きます。

図の真ん中にある実線は、理学療法学科の盆子原先生が歩いているときのものです。一般的にはこのように一辺が40ミリメートルの升の中を動いています。

一方、若年性パーキンソ病を患っていた50代男性の「『ストレスフリー若返り療法』直前の波形」を濃い色の点線で、療法直後を薄い色の点線で表しています。左右幅が133ミリメートルから治療直後では84ミリメートルに減少しました。つまりこの療法の即時効果によって、歩いているときの身体の動揺が少なくなったことを表します。

療法前の歩行は足がもつれ転倒しそうな場面が多々ありましたが、療法後、リハビリ室を1人で悠々と一周されました。何か周りに訴えられているようでしたが、なかなか聞き取れず、あとから「足がしっかり地面についているようだ」「これまでいろいろな治療を受けたが、これは最高に良い」とおっしゃっていたことを付き添いの方から教えていただきました。

「ストレスフリー若返り療法」前後の変化

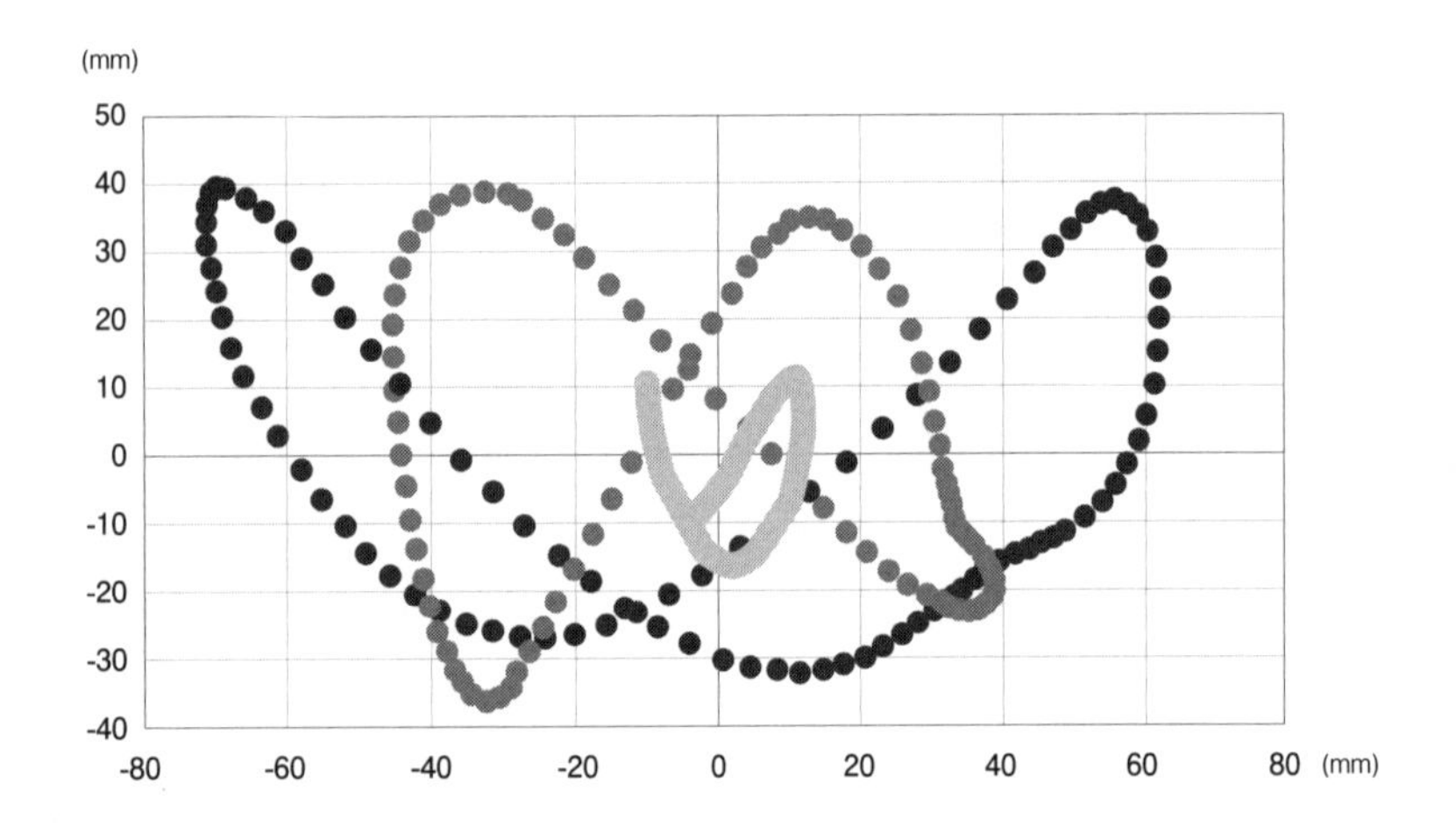

若年性パーキンソ病に罹患した50代男性の治療前後の歩行中の身体重心の変化。治療前の大きな動き（濃い色の線）にくらべ、治療後（薄い色の線）は左右の幅すなわち体の揺れが小さくなったということです。

現在、3回目の療法を終えたところですが、以前より発語がはっきりとし、表情にも変化が現れ笑顔も見られるようになりました。パーキンソン病は1日のうちでも変動があり、昼間から夕方にかけて介助量が増加しているとのことでしたが、日々、付き添われている方によれば、昼間の歩行での介助や不規則な動きが減少しているとのことでした。

6 なぜパーキンソン病が治るのか

それでは、「ストレスフリー若返り療法」がなぜパーキンソン病に著効があるのでしょうか。

科学的なメカニズムの解明は、これから筆者や了徳寺大学研究チームだけでなく、医学界の大きなテーマになると思われます。

重要なのでもう一度、言います。

注目すべきは、「ストレスフリー若返り療法」は、3つの異なるカテゴリーで完遂することがわかっています。

その1つは、人体からストレスを減じて現代医学が成し得ない、脳や全身への2～4倍の血流増幅が起きることです。

2つ目に、20歳をピークに加齢とともに進む成長ホルモン分泌の減少を食い止め、逆に大幅な成長ホルモン分泌を可能にしたことです。

そして3つ目は、私たちの目の水晶体の代謝亢進を目的とした、上まぶたP点への温熱刺激は、脳を含む頭部への想像もできない2倍以上の血流増幅を果たし、老眼や白内障などの退行性病変を改善するだけでなく、シミの消失や毛髪の再生、また、老化によって下垂したまぶたや眉のリフトアップ、さらには老化による膝関節の痛みの消失など明らかな若返りが起きることです。

特に、上まぶたのリフトアップに関しては、長年眼瞼下垂で目が見えなくなった80代の女性が、1回の「ストレスフリー若返り療法」で元通りに改善され、ご本人はもちろんのこと、我々スタッフ、紹介者も含めて驚嘆すべき症例も経験しているのです。

また、筆者は1つ目の人体からストレスをとり大幅な血流増を成し遂げたとき、生活習慣病を中心とした病気を救済できると小躍りしましたが、難病パーキンソン病は1・2倍くらいの血流増幅でも好転はみられなかったのです。

しかしながら、筆者が開発した成長ホルモンの分泌亢進と、水晶体の代謝亢進が果たされている可能性のある、未知の体表点「P点」への熱刺激で、大きな山が動いたのです。

パーキンソン病では、中脳の黒質の減少退化が主因とされますが、脳への大幅な血流増と成長ホルモンの分泌亢進によって、中脳の黒質の修復再生が起きている可能性が考えられており、MRIなどの検査によって、その検証が進められる予定です。

他方、前述したように水晶体の代謝を上げる試みは、上まぶたにテープを貼り、まばたきを防止しつつ、まぶた上P点への熱刺激によって、2~4倍という驚異的な脳や顔面などへの血流増幅が起き、老化によって起こる老眼や白内障などの退行性病変が大幅に改善されることがわかってきました。

また、老眼や白内障だけでなく、私たちの身体に若返りが起き、難病パーキンソン病の著しい回復や生活習慣病、老化による変形性膝関節症が当然のように治っていきます。

そして、若返りは長年眼瞼下垂によって目が見えなくなっていた症状を瞬時に治癒せしめています。

これらの神秘的ともいえる若返り現象を分析すると、私たち人間の身体を統括する脳が、最も直接的に体外に露出した器官が目であることから、まぶた上P点への熱刺激は、脳や顔面への大量の血液供給を実現し、水晶体を中心とした代謝亢進とともに、その効果が脳全体に波及し、さらなる大幅な血流増および成長ホルモンの分泌亢進により、中脳の黒質の活性化や、修復再生が果たされている可能性があるとみられます。

7 ヒートショックプロテイン効果

1962年にイタリアの遺伝学者リトッサは、ショウジョウバエに熱ストレスを与えて、パフを観察しました。パフとは、染色体上の膨らんだ部分で、ここに熱ストレス前に発現していなかった遺伝子が発現したと報告しました。

その後、パフから合成されてくるタンパク質はヒートショックプロテインHeat Shock Protein（HSP）と呼ばれるようになったのです。

HSPは、熱ストレスや加圧ストレス、化学物質、飢餓などさまざまなストレスから誘導され、大腸菌からヒトに至るほとんどすべての生物に認められるといいます。

地球誕生当時は、強力な紫外線、宇宙線、放電に晒されていたと想像され、そんな過酷な中で誕生した生命体にとって、種々のストレスから自身を守るHSPはなくてはならないものであったと考えられています。

現に、病原性大腸菌（O157）にもHSPは存在することが知られており、熱ストレスを与えるとHSPが誘導されます。

つまり、病原性大腸菌にあらかじめ熱ストレスを与えておくと、O157を致死温度で加熱しても死滅しないことが報告されています。

植物でもHSPが誘導されることが知られています。

例えば、トマトを42℃で24時間加熱すると、通常7日で完熟するトマトが2倍の15日を要するというのです。

このことは、私たち人間に例えると、若々しく長寿になることを指しているとみられるのです。

筆者が開発した「ストレスフリー若返り療法」は、まぶた上のP点を刺激して、水晶体の代謝亢進を目的としてスタートしました。その効果は、繰り返して報告してきましたように、脳や顔面への大幅な血流増を実現しました。

この手法は、目のまばたきを防止するために、上まぶたと下まぶたの中央部にテープを貼って目的を果たしますが、実はこのテープはヒートショックプロテイン効果（ＨＳＰ）の活性化に大きな働きを呈している可能性を有しています。

ＨＳＰは42℃のとき、細胞を守るＨＳＰ関連の遺伝子が多く発現しているとの報告があります。

「ストレスフリー療法」における直径１・５ミリメートルの導子は、その内部にある13個の抗チップ材の発する熱を導子に伝導し、やけどしない48℃未満の温熱としています。

つまり、導子による温熱効果がＨＳＰの最も効果のある42℃に限りなく近付いている可能性があると考えています。

ヒートショックプロテイン効果は、１９６２年にその存在が示されながら、なかなかその作用が明確になってきませんでした。

フランスでは社交界にデビューする若い貴婦人に付き添って世話をする年配の婦人

のことを「シャペロン」と呼びますが、ヒートショックプロテインは老化などによって病的になった目や脳の細胞を控えめに修復・再生して、シャペロンのように働いている可能性があると考えています。

第6章

長年の悩みが消えた

これまで「ストレスフリー療法」「ストレスフリー若返り療法」について語ってきましたが、最後に、「ストレスフリー療法」そして、「ストレスフリー若返り療法」を受けた人たちの体験談をご紹介したいと思います。

1

老眼が1日で治った（55歳／女性）

保険の外交を始めてから10年経ちました。

お客様を訪問する際に資料を見ながら説明するわけですが、小さな字が読めなくなり、老眼鏡に頼るようになっていました。

了徳寺先生にはその頃からお世話になっているのですが、定期訪問時に人体が若返る「ストレスフリー若返り療法」の話を伺い、開院間もない銀座のクリニックで診療を受けることになりました。

正直なところ、人体が若返り老眼が治るなんて半信半疑でした。

しかしながら、診療した翌日になり老眼がすっかり治り、視界が今までになく明るくなっていることに驚きました。

そうなんです。小さな字も読めるようになり、かえって小さな字を探すようになっていました。それだけではありません。肌がすべすべになるばかりか、小さなシミがきれいになくなってきました。

また、顔がスッキリして小顔になり、お客様訪問時には、

「あれ？　顔がスッキリして、お肌のツヤがすごいですね」

と言われるようになり、自らの老いていくイメージから若返るイメージに進化できました。うれしい限りです。

こんな若返りが果たされることに誘っていただいて、了徳寺先生に感謝しかありません。

2 「ストレスフリー若返り療法」で世界（視界）がよみがえった‼（63歳／男性）

「ストレスフリー療法」を知りその効果のすばらしさを知ったのは治療体験からでした。

寝るときには真夏でも掛け布団を手放せなかった私でしたが、治療体験のその夜は体のほてりを感じるほどポカポカとしていることに不思議な感覚を覚えました。

高脂血症の治療を受けていた私は「ストレスフリー療法」を始めて2週間で中性脂肪の値が300前後から100前後へと改善し、それ以降は通院はもちろん薬も飲まなくてよくなりました。

この効果には本当に驚きました。

あるとき、眼科疾患での新しいストレスフリー治療点の治験（「ストレスフリー若返り療法」）があると聞いた私は、自ら手を上げました。

正常圧緑内障で長い間、眼科に通院していたからです。

まず、1回目で視界がクリアになり、さらに1週間もしないうちに「老眼」が改善しました。

2週間経った頃には食事のときでさえ手放せなかった「+2・5」の老眼鏡がまったく不要となったのです。

3週間経った頃には遠くも見えるように感じ、その後眼科で診察を受けたところ視力が右1・0→1・2、左0・8→1・0とよくなっていることがわかりました。

老眼も近眼も、目の遠近調節機能が戻ってきたのを実感しています。

西洋医学では、治らないといわれている「緑内障」。

「ストレスフリー若返り療法」を始めて以降、1カ月の間、病院での視野検査のたびに欠損域が小さくなっていました。

視界が戻ってきているのです。

失明の可能性と背中合わせの世界に生きてきた私にとって、視界がよみがえることはそれこそ生きる世界がよみがえった感動があります。

不治の病が治っていくと実感できるこの感動は言葉に尽くせません。

なぜなら、私自身が医療職であり、緑内障は治らない病気であることを医学的常識として知っているからです。

「見える・見えない」というのは日常的に自覚できる感覚です。

同じ悩みを抱える人たちに声を大にしてお伝えしたい。「ストレスフリー若返り療法」をすぐにでも始めるべきだと。

「見えるようになった」という喜びと感動は素晴らしいとしか言いようがありません。

緑内障の完治に向け、さらに期待感を高めながら「ストレスフリー若返り療法」を続けていきたいと考えています。

3

近視が治り、EDとひどかった花粉症も治った（44歳／男性）

私は２０１７年12月から「ストレスフリー療法」を開始し、すでに3年半が経過しました。

約15年前の２００５年頃からひどい花粉症に悩まされており、毎年12月頃～4月までは特に目と鼻に症状が現れていました。

当初は市販の錠剤や点鼻薬、点眼薬にとどまらず、鼻下に塗る軟骨、ゴーグル型の眼鏡、部屋には花粉に強い空気清浄機まで使用し、あらゆる花粉症対策をしていましたが、症状は年々ひどくなる一方なので、5年前に受診し抗アレルギー薬の内服を開始しました。

しかし、飲み続けても症状は良化せず、副作用による強い眠気が仕事にも支障をきたし、生活のバランスが崩れたことによるストレスが原因で、慢性的な胃痛、下痢、頭痛、果てはＥＤにまで悩まされるようになりました。

その後の数年間は、だましだまし過ごしてきましたが、「ストレスフリー」という言葉にひかれ「ストレスフリー療法」を開始しました。

基本４点で治療し始めたのと同時に、病院から処方されていた抗アレルギー薬の内服は中止しましたが、その日の夜から鼻水や目のかゆみは明らかに軽減され、眠りの質が向上し、翌日からの仕事はこれまで以上に集中でき、数日間の治療で生活のリズムをバランスよく整えることができました。

現在も毎日欠かさず治療を行っており、花粉症、胃痛、ＥＤなど、体調不良に悩まされることがないので、この３年半は内服を一切行っていません。

心身ともに健康で充実した日々を過ごしていますが、昨年末頃から視力の低下を感じ始め、使用している眼鏡も合わなくなってきたこともあり、改めて相談したところ、新しいツボを教えていただきました。

今年の３月からは、これまでの基本４点の治療に加えて、新たなツボの治療を30分追加し、計60分~75分の治療を開始しました。

まず感じたことは、スマホの使用などで自然に蓄積されていく「眼精疲労」が劇的に改善し、これまでよりもさらに眠りの質が向上しました。

1カ月ほど経過した頃、以前は道路の反対側で信号を待つ人々が、大きな一塊に見えていましたが、1人ひとり認識できるようになり、家のレンガや街の看板、標識などの色の境目がはっきりしてきたと感じました。

ぼやけていた色や境目がはっきりしたことで、街を歩いていてもあらゆる景色がとてもきれいに感じました。

その後も治療を続け、3カ月ほど経過した今では5メートルほど前を走行する車のナンバーが認識できるようになり、少しずつ改善に向かっていると実感しています。

これからも健康状態の維持向上と、近視の改善に向けて、治療を継続していきます。

4
眼瞼下垂、肘部管症候群、逆流性食道炎が治った（76歳／男性）

2021年5月、友人の紹介で了徳寺大学の了徳寺学長を表敬訪問したときに、了徳寺先生から「ストレスフリー若返り療法」の話を伺い、感動しました。

また、了徳寺大学では大学のスローガンの1つに「学びながら美しく健康になれる大学」とあり、興味をひかれました。

先生の御好意で、「ストレスフリー器」を送っていただき、チュートリアルビデオを見ながら「ストレスフリー療法」を開始しました。

実は、私は75歳を過ぎた頃から眼瞼が下垂して目が見えづらくなり、なんとなくうっとうしくて悩んでいました。

病院で診察を受けると、手術をするしかありませんと宣告され、どうしようかまよっていました。

また、2020年夏頃から左手の小指が痺れるようにもなっていました。

そのうち治るだろうと思って経過をみていましたが、良くならないばかりか翌年1月には食事中に箸が持てなくなってしまいました。

また、小指だけでなく薬指も痺れだしたほか、手の細かな動作ができなくなってしまい、整形外科を受診したところ肘部管症候群との診断を受け、2021年3月に手術を受けました。

私の腕は、肘から指先まで40センチメートルありますが、手術後その回復は1日1ミリメートル、つまり400日かかるといわれており、手術の後も不自由になっていました。

さらに、長年、胃酸過多で胃薬を手放せない日常が続いていました。

これらの身体の不具合に困惑していたところ、「ストレスフリー療法」に期待を寄せることになりました。

チュートリアルビデオや添付の資料から、左右F点・左足の三里および、右N点に導子を装着して約1カ月、治癒までに400日といわれた肘部管症候群の痺れやそのほかの症状がほとんど消失し、不自由を感じなくなりました。

そればかりか、うっとうしい眼瞼下垂もいつの間にか改善されており驚きました。

また、長年の胃酸過多の症状もなくなり、胃薬を手放せなかった日常がうそのように解消しただけなく、今までになく身体が軽くなり、若返りを実感しています。

5 深い眠りに

税理士の仕事は、数字が相手と思われがちですが、実際には人（クライアント）を相手にしなければならない仕事です。

決算報告、会計報告、申告書などの書類をまとめるのですが、そのためにはクライアントから業務内容を聞き取り、ニーズをくみ取る必要があります。

提出期限が設けられているので、会社の決算月や確定申告の期日が迫ると、仕事はハードワークにならざるを得ません。

こうしたことを繰り返すうちに、プレッシャーによるストレスからでしょうか、夜、なかなか寝付けない日が多くなってきたのです。

眠れないと、翌日の仕事がきつくなる。きつくなるとさらにストレスがかかる。そして不眠が重なるという悪循環です。

デスクワークも多いために肩もこり、マッサージに通えば改善するかなと期待して受けてみたのですが、大きな変化はありませんでした。

私が「ストレスフリー療法」を受けるきっかけは、母でした。

母には軽いうつの症状がありました。「ストレスフリー療法」を受けてから明るくなった姿を見て、私も血流の改善によってストレスを解消させてくれるのではないかと思いました。

「ストレスフリー療法」を受けると、身体全体が温かくなるのを感じました。ストレスがなくなったのかどうかはわかりませんでしたが、受けた日の夜に熟睡できました。

数日、熟睡できる日が続きましたので、今も通っています。

実は、もともと視力が良い方ではなく、仕事でもパソコンに向かうこともあって、仕事中に画面がぼやけてくることがありました。

眼鏡はかけていますが、最近では前よりは画像がはっきりと見えるようになっています。視力も改善したと思います。

月曜日から金曜日まで仕事をして、2週間に1回ですが週末に「ストレスフリー療法」を受け、翌週の仕事に備えることを続けています。

期日までに間に合うだろうか、お客様のニーズに応えているだろうかといった不安感もなくなりました。仕事に対して、ポジティブに考えられるようになったのが、私にとっての一番の効果だと思っています。

6

初めて実施した日に温かさが持続!! 冷え性が改善してポカポカに（40代／女性）

私はとにかく冷えがひどく、頻繁に貧血を起こす体質です。

「ストレスフリー療法」に出合うまで、それなりの試行錯誤を続けてきました。漢方薬や鍼灸はもちろん、「冷えにはショウガがいい」と言われればショウガを食べ、「発酵食品がいい」と言われればそれも試しました。普段の生活習慣でも、お風呂に入れば必ず湯船に浸かるとか、冷たいものは取らないとか、なんでも片っ端から実践してきました。「血の巡りを良くして冷えをなくす」といわれている治療法や健康法は、ほぼ一通り試してきたと思います。

さまざまな努力をした結果、冷えについては一時的にましになることもありました。

しかし、貧血に関しては年々ひどくなっていくばかりです。

そんなとき、友人から「ストレスフリー療法」を紹介されたのです。正直に言うと、そのときは半信半疑でした。

「ただ30分ほど寝てツボを温めるだけで体調が改善する」と言われても、そんな都合の良いことがあるのかと……。

しかも、横浜の家から両国のクリニックまで通うとなると、往復で3時間はかかります。実際に足を運ぶまでのハードルはかなり高く、なかなか決心がつきませんでした。

でも、冷えについて勉強すると、漢方の本でも鍼灸の本でも必ず「血流がいかに大事か」という話が書かれています。ですから、「ストレスフリー療法」の根底の仕組みは間違っていないのだろうと思いました。「理屈が合っている以上、効果があるのではないか」と思い、意を決してクリニックに行ってみたのです。

すると、初回で劇的な効果が実感でき、たいへん驚きました。

「ストレスフリー療法」の本質は「ツボの刺激」ですから、それ自体は特に目新しいものではありません。正直、治療中は「こんなものか」と思っていたのです。

ところが、家に帰ってからが違いました。その日の夜は、寝るまでの間ずっと身体が温かかったのです。

私が以前やっていた鍼灸や整体、ホットヨガ、サウナといった冷え性対策の場合は、「それをやっている最中は温かくても、終わったらすぐに冷える」というのが当たり前でした。どんな方法を試しても、温かいのはその場だけだったのです。それを「ストレスフリー療法」が初めてくつがえしました。

私はいつも冷えで顔色が悪く、お風呂から上がった直後でも主人から「本当にお風呂に入ってきたの？」と言われるほどです。ところが、「ストレスフリー療法」を初体験した夜、私の顔の血色がいいので、主人がたいへん驚いていました。

「ストレスフリー療法」に通いだしてから、半年がたちます。それで劇的に健康になったというわけではありませんが、冷えの改善に伴って、じわじわと体質が変わってきていることを実感しています。

実は、「ストレスフリー療法」の先生からは「この治療だけで良くなります（だからほかの治療法をしなくてよい)」と言われていたのです。

そうは言っても、私は腰痛やこりには鍼が効くと感じていましたから、しばらくは並行して鍼も継続していたのです。

ある日、「ストレスフリー療法」の後にそのまま鍼をハシゴしたことがありました。すると、鍼が体に入るときの感じが、まったく違ったのです。

私はすごく身体が硬いので、鍼灸師の先生にもよく「鍼が入りにくい」と言われるほどでした。いつも鍼を刺されると、自分の筋肉が鍼をつかむ感じがして、なかなか入らないのです。ところが「ストレスフリー療法」を受けた直後だと、鍼が何の抵抗もなくすーっと入る感覚だったのです。

その一件で、「私の身体は『ストレスフリー療法』で変わった」と確信しました。

7

高血圧が当たり前に治る

「ストレスフリー療法」との最初の出合いは、２０１４年の11月に首と腰の痛みで整形外科に通い始めたことでした。

その頃、私は高血圧症に悩んでいました。数値は、上が１７０台で、長い間かかりつけの医者から処方された血圧を下げる薬を飲んでいたのです。そのほかにも、粉瘤（膿がたまってコブができる病気）、脂肪肝、便秘、睡眠障害、下肢の血行不良、ヘルペスなど、さまざまな症状を抱えていました。

通い始めた病院で、血流を改善することで身体の悪いところが良くなる「ストレスフリー療法」を知り、飛びついたというのが本音です。

最初は、一番症状がひどかった粉瘤の痛みを治したいという一心でした。２０１２

年に足に症状が現れ、コブを取るために手術をした際に、治療後も痛みが出るといわれていたのですが、その通りに、歩くのも困難になるほどでした。足の色も赤黒くなって痛みにずっと悩まされていました。

治療を始めて、5カ月くらい経ってからでしょうか、足の色が肌色に改善していくのがわかりました。痛みも以前のように感じなくなったのです。それまで外出するのが億劫（おっくう）になっていましたから、うれしかったですね。

でも、それだけではありません。血圧が正常値になっていたのです。130台まで下がり、かかりつけのお医者さんもびっくりされており、薬もやめることができました。

さらに、首と腰の痛みが和らぎました。

脂肪肝もあったのですが、肝臓の数値も良くなっています。

便秘にも悩まされていましたが、今では便秘薬に頼ることもなくなりました。

最近では、熟睡できるようになっています。

そして、ヘルペスも出なくなりました。

こうした症状がなぜ現れていたのかと、今になって思います。症状が出ているときは、それを改善することに頭がいっぱいで、なぜそうなったのかまで頭が回りません。

1つひとつの要因はわかりませんが、自分では気付かないところで、やっぱりストレスがあったのだろうなと思っています。

血流が不足して、それが、さまざまなところに影響している。粉瘤も皮膚の老廃物が原因なので、血流が良いことは大事なのだなと思います。

最初は毎週でしたが、今は月に2回のペースで「ストレスフリー療法」を受けています。これからも続けていきたいと思っています。

8

慢性上咽頭炎と静脈瘤が治った（50代／女性）

5年以上前から咽頭に違和感があり、そのほか後鼻漏、咳が続いて悩んでいました。

それに加えて、肩こりや頭痛、耳鳴りも加わって悩んでいたところ、慢性上咽頭炎と診断され、5年以上定期的に遠方まで治療に通っていました。

この病気の治療技術を有する先生が少ないこともあって、遠方までの通院を余儀なくされていたのです。

ところが、自宅で「ストレスフリー療法」を毎日30分ずつするようになると、これらの症状が瞬く間に改善し、5年以上も通っていたクリニックで治癒していると診断されました。

そのとき、院内の看護師さんなどのスタッフの皆さんに、突然大拍手をいただき、感激して涙してしまいました。

ところが、私の喜びはそれにとどまりませんでした。

なんと、下肢の静脈瘤（じょうみゃくりゅう）が自然治癒していたのです。

また、「最近きれいになり輝いているね」と周りの方々に褒められてうれしくなっています。

9 前立腺が治った。わずか10日で腫瘍マーカーの数値が激減（80代／男性）

私は、2017年12月の夜中に猛烈な腹痛に襲われて目が覚めました。とにかく激痛で呼吸もままならないため、午前4時に家族の車で病院の救急外来に運び込まれたのです。

前日より便秘だったこともあり、腹痛も便秘が原因だろうと安易に考えていた私は、医師にその旨を伝え、浣腸を実施しました。

しかし効果がなく、医師からは「1日や2日くらい便秘になった程度で、普通はこれほどの激痛になることはない。最悪、がんの可能性もあるので、大きな病院で精密検査をした方が良い」と言われました。

朝になり、改めて大きな病院に行って検査をしたところ、検尿の際に尿が出ないことに気付いたのです。医師からは、検査の結果が出るまで3日かかると説明され、いったん家に帰されました。

それから、尿を強制的に出すため尿管にカテーテルを挿入し、(尿をためるための)袋を下げた状態での生活が始まりました。とりあえず、お腹の激痛はおさまったものの、見た目はまるで重病人です。私は暗澹(あんたん)たる気分になり、自宅で療養することになりました。

自宅療養しながら3日後、検査結果を聞くために病院に行ったところ、医師から「腎結石および前立腺肥大」と伝えられました。さらにがんの疑いもあるとのことでした。PSA（前立腺特異抗原）というマーカー検査で、正常値は4以下とされているところ、私の数値は27でした。医師によると「がんの確率は五分五分より高い」とのことでした。

とりあえず「腎結石と前立腺肥大は、今すぐどうにかなるほど重篤なものではないから、しばらく経過を観察しましょう」という話になりましたが、やはり問題はがんの方です。

この時点では、実際にがんかどうかはっきりしたことがわからないとのことで、次は10日後に精密検査を受けることになりました。その検査の結果が出るのはさらに3日後なので、合計2週間くらいは「がんかもしれないし、そうじゃないかもしれない」という不安な気持ちで、人生の終末を考えていました。

そんな生活を続けていると、親戚の了徳寺先生が年末のごあいさつに来てくれました。

「どうした？」と言われ、今の状況を伝えたところ「『ストレスフリー療法』を試してみなさい」と言われ、わらにもすがる思いで、その日から1日30分～1時間、自宅で「ストレスフリー療法」を実施しました。

すると、「ストレスフリー療法」を始めて3日後、身体が楽になり安眠できるようになりました。

そして、精密検査を行い結果に驚きました。腎結石はありましたが、検査のあらゆる数値が良くなっていたのです。ＰＳＡの値も正常値まで下がり、がん細胞もまったく発見されませんでした。

ずっと挿入したままで生活していた尿管のカテーテルは、「いったん外して様子をみましょう」という話になり、病院から帰宅した数分後には自力で尿が出たのです。

それ以来、病院には行かず、元の生活に戻ることができました。

今は、病気の予防として「ストレスフリー療法」を毎日欠かさず実施しています。

10

糖尿病が治った。「薬も注射もやめる」（60代／女性）

Yさんという、「ストレスフリー療法」を受けた、60代の患者様の改善例を紹介します。

Yさんの血流量は、治療前と後で比較すると2倍に、多いときは3・8倍に増えています。

Yさんは糖尿病患者で、腎障害も引き起こしていました。

糖尿病を患ってから20年以上になり、残念なことに糖尿病性壊疽（えそ）で、片足を切断されているのです。そして、病院で10種類の薬を処方されていました。

インスリンを毎日25単位注射して、今日まで頑張って生きてこられました。

ところが、今はほとんど薬を服用されていないのです。

60代糖尿病患者の「ストレスフリー療法」による変化

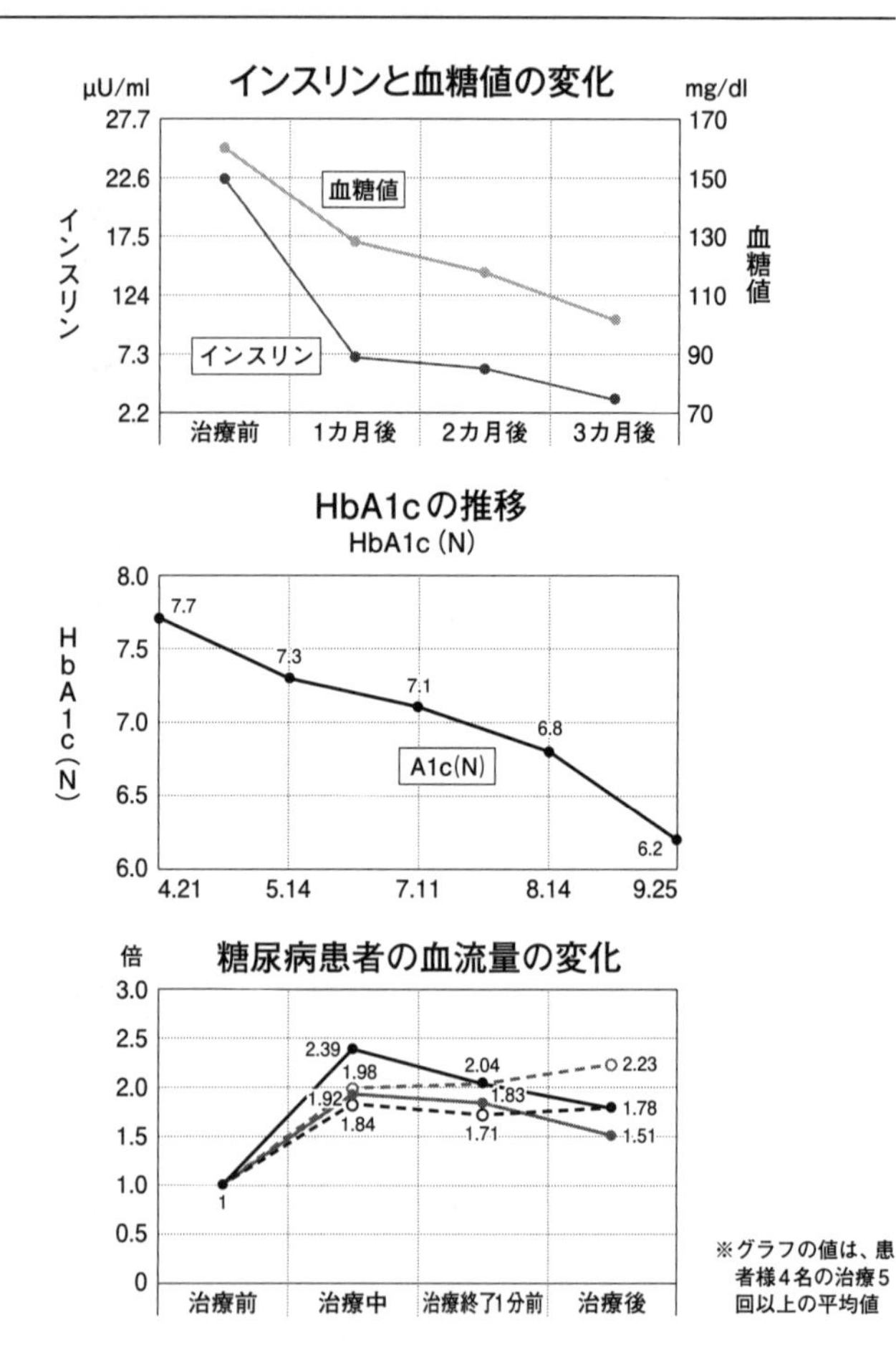

血流量は1.5～2.2倍に増加する一方、血糖値、血中インスリン濃度、HbA1c（糖尿病のリスクを判別する指標）の数値は大幅に減少しています。

インスリン注射は、すぐにやめてしまいました。

「ストレスフリー療法」によって、糖尿病が改善したということです。

血糖値をインスリン注射や薬によってコントロールし、糖尿病と共生されてきたのですが、今では、ほぼインスリン注射抜きで、普通の状態を保てるようになったのです。

ほかにも、HbA1cの数値も特筆に値します。

ヘモグロビンは血糖値が上がると血液中のグルコースとくっつく性質があり、グルコースと結合したヘモグロビンの一部をHbA1cと呼んでいます。

そしてHbA1cは都合のいいことに、その計測時の値を示すのではなく、過去1～2カ月の血液の中の糖分、血糖値を推し量ることができるという、臨床の現場では意味がある、使いやすい数値といえます。その使いやすさゆえ、糖尿病患者の方はHbA1cを診断基準や血糖コントロールの指標にします。

「ストレスフリー療法」により薬を減らし、インスリン注射を絶った状態で、その指標が元に戻りほぼ正常値になったのです。

この「ストレスフリー療法」の特徴として、血中インスリン濃度が下がりながら、血糖値が正常化していくのです。

糖尿病性腎症について

Yさんは、糖尿病性腎症も併発されており、人工透析は時間の問題といわれていました。

糖尿病性腎症は、初期にアルブミン（タンパク質）が尿中に増加することに始まり、常時尿にタンパク質が出るようになります。

これが常態化して、腎臓はさらに機能低下して、血性クレアチニンの上昇を認める腎不全期へと進展していきます。

Yさんも、左のグラフのように「ストレスフリー療法」を実施後、腎機能が改善されてきました。

また、腎機能改善には血糖値だけでなく、血圧や生活習慣の改善が望まれますが、「ストレスフリー療法」により、血圧も正常化されると、患者様自身の糖尿病克服へ

「ストレスフリー療法」による腎機能の変化

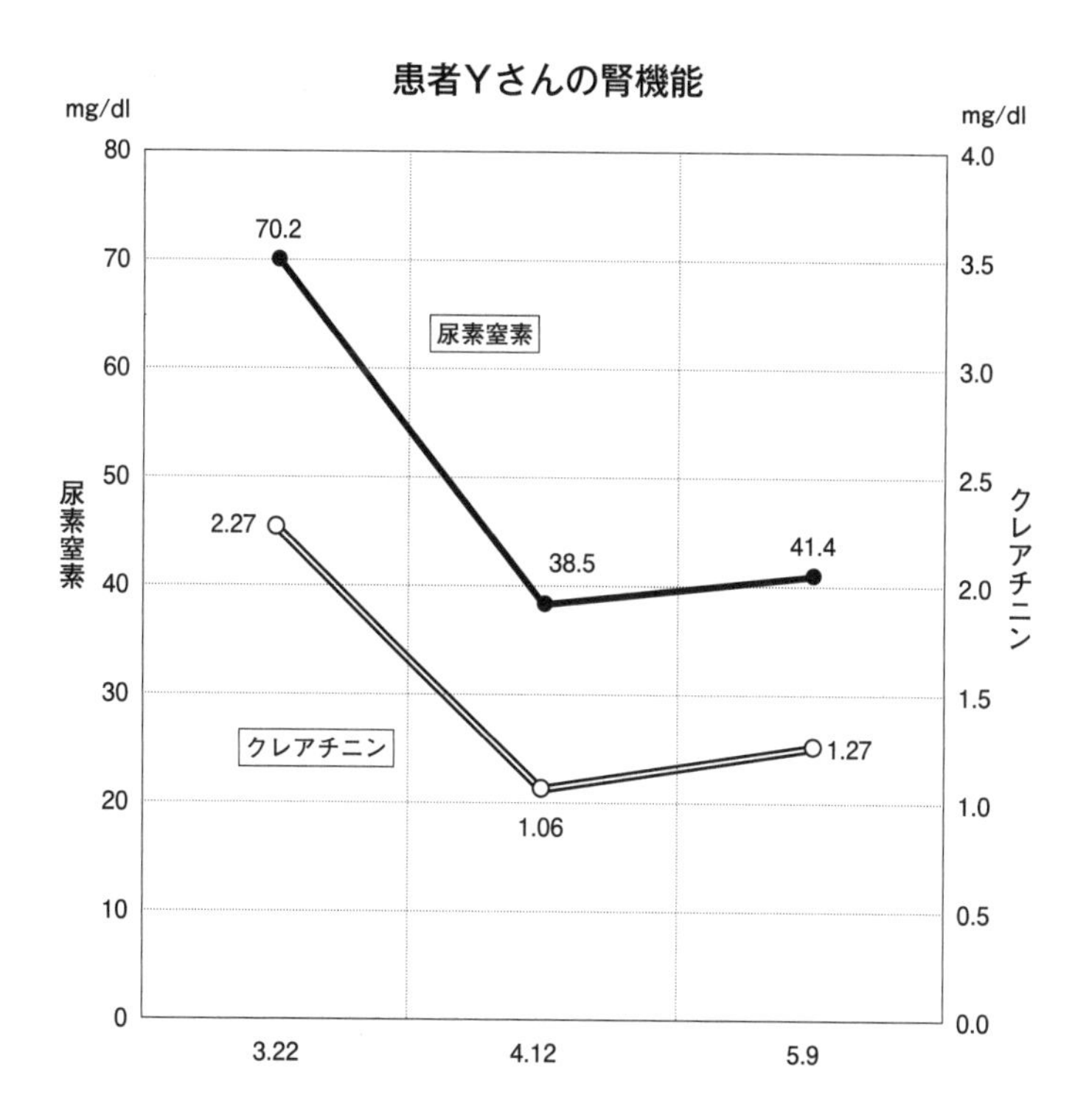

増えすぎると腎機能が低下する尿素窒素とクレアチニンの分泌量が、「ストレスフリー療法」を施術することによって減り、腎機能が回復しています。

の姿勢が高まりました。

食生活の改善、とりわけ肉中心の高タンパク食から、野菜中心の食生活への切り替えのご努力もあったことを付記しておきます。

腎臓は糸球体（しきゅうたい）という毛細血管の集合体であることは広く知られていますが、「ストレスフリー療法」では、血管内皮細胞増殖因子（ＶＥＧＦ）や、血管作動性腸管ペプチド（ＶＩＰ）が、有位に産生されることがわかっています。

人体にとって幅広い効能が知られているこのＶＩＰは、免疫寛容（トレランス）にも重要な役割を持つこともわかっています。

つまり、私たちの身体の全体のバランスを整えてくれていると考えられています。

繰り返しになりますが、ＶＩＰの分泌亢進は心臓の重要な血管である冠動脈に作用し、狭くなった血管を拡げるほか、同時に「ストレスフリー療法」で分泌亢進するＶＥＧＦ（血管内皮細胞増殖因子）と協調的に働いて、血管の修復や弾力性を改善しているとみられているのです。

「ストレスフリー療法」を行うと、一様に血管の弾力性が向上しています。

これは、心不全の改善に有望であると考えるべき要素です。

またＶＩＰは、消化管を弛緩させて膵液や胆汁の分泌を促すほか、腸の平滑筋と血管を拡げて、消化や吸収を助けています。

これらのことは自律神経のうち、副交感神経の優位の理想的環境を誘導していると考えられます。

11

寝たきりの慢性関節リウマチが改善（56歳／女性）

42歳で発症し、症状は微熱、また両手指のこわばりと痛み、関節の腫脹と骨破壊、滑液の貯留の所見があり、発症時からＣＲＰ（炎症反応）は0・3前後、ＭＭＰ－３（マトリックスメタロプロテイナーゼ　－３）という滑膜細胞で産生される蛋白分解酵素で、リウマチの活動性の指標を示す値が60～１３０ｎｇ／ｍｌ（正常では17～60ｎ g／ml）でした。

内服薬はMTX（メトトレキサート）という関節リウマチの代表的な治療薬でした。

内服薬に関しては副作用が強いため、できることならやめたいと思いましたが、低用量にすると症状が悪化するため中止することができず、さまざまな健康法やサプリメントを試行錯誤する日々でした。

50歳を過ぎた頃から外観の衰えも重なり、脱毛、湿疹後の色素沈着、シミやくすみ、やつれ感など倦怠感に上乗せされるような自己否定感を抱くようになりました。

また、健康の維持増進に重要な運動も骨破壊により行えない時期があり、不眠、肌トラブル、うつ気分など「動かない」という行動のブレーキが悪循環を生み、すべてを狂わせてしまいました。

そんな折に、この「ストレスフリー器」を知りました。

正直なところ新しいことを試みる柔軟さに欠け、気分によって療法を試すといった状態でした。

その後、器機がバージョンアップされ試したところ、以前に比べ速やかに血液の巡りを感じたのです。

1回に1時間以上行うと足指爪の先に赤みがさし、当然のことながら「こわばり」が軽減しました。

特に冬の朝に効果が実感できました。

腸の動きも良好となり、くすんだ顔色も良くなりました。朝、2時間以上起き上がれず横になっているということがなくなり、目が覚めると活気が出て家事にありがたく向き合えるようになりました。

「ストレスフリー療法」を始めて思うことは、身体が楽になり生活の質が格段に向上することです。病状を含め、できないことへの無価値観、罪悪感など現状を思い煩う時間が減り、自らを整える方法があることで安心できます。身体と心が整うと外観もおのずと求める姿に近付きます。さらには本当に在りたい自分へと進んだ意識へ向かっていけるようになりました。

慢性疾患であるという現状を受け止めつつも軽減させる術を得て、日々健やかに心豊かに感謝して過ごしたいと思います。

12 うつ病が治り、身体の不調や不眠も改善！ 生きる元気が出た（60代／女性）

皆さん、私に初めて会うと本当に「うつ」だったのですか？という顔をされます。明るく元気な印象があるようなのですが、実は私は「うつ」でした。

私が「うつ」になった原因は1つではありません。

1つは、遠く離れて住んでいた義父の介護がありました。もう1つは坐骨神経痛です。さらに線維筋痛症だと診断されたこともあります。こうしたストレスが重なったのでしょう。

線維筋痛症の症状は、身体のさまざまなところがこわばったり、疲労や倦怠感、頭痛や落ち込んだ気分になったり、不安感や不眠に悩まされたりします。

私の場合は、これらすべての症状が出ていました。ちょうど50歳頃のことでした。最初のきっかけはわかりません。また、どれがいつどのように影響したのか、今となってはわからないのですが、身体のあちこちがうまく働かなくなって、それが「うつ」の状態をひどくさせていったのだろうと思います。

家では、ずっと塞ぎ込んでいて、昼もソファで寝ていました。

3年前に、いよいよ膝が曲がらなくなって歩くことも困難になり、家から近くて整形外科とリハビリテーション科のあるクリニックに、わらにもすがる気持ちで行くことにしたのです。そのクリニックは、たまたま「ストレスフリー療法」を実践していたのです。

クリニックの先生に勧められて、「ストレスフリー療法」を受けることにしたのですが、ここまで自分の体調が改善するとは思ってもいませんでした。

10日に1度のペースで通院しました。結論から言うと、まだ歩くときに杖を使うことはありますが、痛みやだるさ、不眠などは改善し、日常生活において困ることは、ほとんどなくなりました。食欲も出てきました。

何よりも、「うつ」の症状が改善したのは驚きでした。脳の血流が増えたからなのか、あるいは身体の諸症状が改善され、ストレスが減ったからなのか私にはわかりません。その両方かもしれませんが、人生を前向きに考えられるようになり、生きる元気も出ました。1人でも外出もできるようになりましたし、旅行にも出かけられるようになりました。

私をサポートするために、家族は時間を削ってくれていましたので、私が明るくなったことで、皆、喜んでいます。

おわりに

筆者は今、「若返り革命」という、前代未聞のテーマの執筆を終え、静かに安堵感に包まれながら希望に満ち満ちています。

それは、人体から科学的にストレスをとり、わずか1分で2〜4倍の大幅な血流増をはかり、加齢とともに減少した人々の成長ホルモンを分泌亢進させながら、私たちの目の水晶体に若返りのスイッチを入れるのです。

すると信じられないことに、私たちの身体は若返ることがわかったのです。

私たちの医学的常識では考えられなかったすべての人々が到達する老眼や、白内障が治っていく、そればかりか老化の典型的疾病ともいえる糖尿病や、高血圧症などの生活習慣病が当然のように治っていくのです。

それだけではありません。

発達著しい現代医学をもってしても、不治の病とされるパーキンソン病が治り、働く意欲を取り戻した人々、青春時代に思いをはせ、若返りたいと願っていた人々のシミが取れるなどしながら、顔も身体も若返り、身も心も明るくなるのです。

ストレスをとり、成長ホルモンの分泌を賦活(ふかつ)させ、私たちの目の水晶体に若返りのスイッチを入れると、「若返り革命」が起きるのです。

なぜこのような人々を若返らせ、幸せにする発見が筆者に降りてきたのかわかりません。

でも、あえて言うなら、10年以上にわたりずっと思い続けた執念ともいえる、思いの強さの集積だったのだと思います。

症例を重ねるごとに、「ストレスフリー」による「ストレスフリー若返り療法」は、確信に満ちてきました。

私たちは、この画期的技術を日本が誇る医療技術として世界に発信し、世界中にこの技術を普及させ、古からの人々の願いである不老長寿を超えて、「若返り革命」を成し遂げ、あまねく平和で健やかな世界の実現を願っています。

参考文献

Paula A N-C. et al. : The potential association between postmenopausal hormone use and primary open-angle glaucoma. JAMA Ophthalmol. 2014 Mar;132(3):298-303.
Youko ITOH : Secret to effectiveness of Heat Shock Protein (HSP70)
『日本生殖内分泌学会雑誌』18.11-15.2013.
「エストロゲンと血管」高橋一広【著】日本生殖内分泌学会

『カラー人体解剖学』
Martini, Frederic H. Timmons, Michael J. Mckinley, Michael p.【著】井上貴央【監訳】西村書店
『体温を上げると健康になる』齋藤真嗣【著】サンマーク出版
『パーキンソン病ファミリーブック』森 秀生【著】日本評論社
『みんなの体をまもる免疫学のはなし』坂野上淳【著】大阪大学出版会
『長生きのスイッチ』了德寺健二【著】奥村 康【監修】幻冬舎

常識がくつがえる

若返り革命

発行日　2021年 9月14日　第1刷
発行日　2021年11月18日　第5刷

著者　了德寺 健二
監修　奥村 康

本書プロジェクトチーム

編集統括	柿内尚文
編集担当	高橋克佳、中村悟志
編集協力	江森孝（オフィスプレーゴ）、澤近朋子
デザイン・DTP	菊池崇＋櫻井淳志（ドットスタジオ）
イラスト	石玉サコ
撮影	塔下智士
ヘアメイク	伊藤梓
校正	中山祐子
営業統括	丸山敏生
営業推進	増尾友裕、綱脇愛、大原桂子、桐山敦子、矢部愛、寺内未来子
販売促進	池田孝一郎、石井耕平、熊切絵理、菊山清佳、吉村寿美子、矢橋寛子、遠藤真知子、森田真紀、高垣知子、氏家和佳子
プロモーション	山田美恵、藤野茉友、林屋成一郎
講演・マネジメント事業	斎藤和佳、志水公美
編集	小林英史、栗田亘、村上芳子、大住兼正、菊地貴広
メディア開発	池田剛、中山景、長野太介
管理部	八木宏之、早坂裕子、生越こずえ、名児耶美咲、金井昭彦
マネジメント	坂下毅
発行人	高橋克佳

発行所　株式会社アスコム

〒105-0003
東京都港区西新橋2-23-1　3東洋海事ビル
第２編集局　TEL：03-5425-6627
営　業　局　TEL：03-5425-6626　FAX：03-5425-6770

印刷・製本　株式会社光邦

Printed in Japan ISBN 978-4-7762-1108-2